实用
低视力学

Practical Low Vision Science

吴淑英　李筱荣　编　著

天津医科大学眼科医院
天津医科大学眼视光学院
天津医科大学眼科研究所
天津市低视力康复中心

U0324312

天津出版传媒集团
天津科技翻译出版有限公司

图书在版编目(CIP)数据

实用低视力学 / 李筱荣,吴淑英编著. — 天津 :天津科技翻译
出版有限公司, 2016.6

ISBN 978 - 7 - 5433 - 3619 - 3

Ⅰ. ①实… Ⅱ. ①李… ②吴… Ⅲ. ①弱视 - 诊疗 Ⅳ. ①R777.4

中国版本图书馆 CIP 数据核字(2016)第 167637 号

出　　　版:天津科技翻译出版有限公司
出 版 人:刘 庆
地　　　址:天津市南开区白堤路 244 号
邮政编码:300192
电　　　话:(022)87894896
传　　　真:(022)87895650
网　　　址:www.TSTTPC.COM
印　　　刷:高教社(天津)印务有限公司
发　　　行:全国新华书店
版本记录:787×1092　16 开本　13.25 印张　251 千字
　　　　　2016 年 6 月第 1 版　2016 年 6 月第 1 次印刷
　　　　　定价:58.00 元

谨 以 此 书

贺

实现残疾人

"人人享有康复服务"10 周年

全国残联系统人才培养规划 （2005—2015）

前　言

《关于进一步加强残疾人康复工作的意见》(国办发[2002] 41号)提出我国残疾人康复工作总体目标,即到2015年实现残疾人"人人享有康复服务"。又制定了《全国残联系统康复人才培养规划(2005—2015年)的通知(残联发[2005] 21号),把培训人才队伍服务作为重点工作之一。

为实现这一宏伟目标,进一步推动系统康复人才培养工作,康复工作需要两方面人员来做:一方面需要懂业务的专业人员(专科执业医生);另一方面还需要大量的管理人员和康复工作人员(各级残联组织管理干部)。形成残联搭台,专业人员演戏,两方面相辅相成,各尽其职,相互配合,积极开展教学、培训、宣传、评估等各项工作,旨在尽快组建完整的康复系统人才培训队伍,进一步提高其所需要的专业知识和管理技能,有效地推进残疾人系统康复事业发展。

天津市低视力康复中心是中国残疾人联合会所属的全国低视力康复专家技术指导组成员及中国残疾人联合会专家技术管理指导协会成员之一,设在天津医科大学眼科医院、眼视光学院,得到院领导的高度重视,视光教学和专业技术人才培训服务取得显著成绩。

一、眼视光学教学服务

低视力学是眼视光学重要组成部分,是多种学科知识的交叉科学。从事低视力临床、科研、康复训练及培养人才队伍的从业人员,不仅需要掌握眼视光学知识,还要兼备有眼科临床基础知识。在眼视光学教学服务中,我们主要承担低视力领域的教学与培训工作。

1.两所高校增设低视力教学服务

天津医科大学眼视光学院院长李筱荣教授和天津职业大学眼视光工程学院高雅萍院长在国内率先引进低视力学课程,并纳入教学大纲中,其眼光与格局之远阔,影响了国内同道们。10年来,本科10届(600人)、三本6届(300人)、医大专科和职大高职共15届(1122人),共授课562学时,目前毕业和陆续毕业的近2121名毕业生,其中90%以上从事视光专业包括低视力临床、教学及康复工作。有的直接到"中残联"就职,把学得的技术知识用于残疾人康复及行政管理工作,为培养康复人才队伍的发展壮大起到了很好的铺垫作用。

2.两所培训学校增设低视力培训服务

天津市医科大学早稻田眼镜职业培训学校设在"医大"眼科医院,每年办短期视光学习班12~15期。10年培训学员达3000多人次,授课100学时。同时每年举办2~3次专题讲座约300人次,50学时。天津市万里路视光职业技能培训学校在"十一五"期间培训学员约1000人次,约50学时,都取得了良好效果。

二、专业人才队伍培训服务

随着我国残疾人事业的日益深化,人们的活动空间、生存空间、思维空间随之开发、扩大。在全球化残疾人康复的进程中,院领导带领天津市低视力康复中心团队,把本地区的培训工作、咨询服务及短期教学等作为日常工作之一,同时又积极接受并出色完成"中残联"派遣的各项任务。

1.承担本地区(天津)人才培训服务

承担天津市残联所负责的天津市区、郊县等18个地区专执系统方面人才培养工作,10年里每年举办3~5次培训班约2000多人次,约160学时。给来自天津市或外地的患者/家属和工作人员做各种相关问题的咨询、答疑,如对功能性视力训练方法多次讲解。做好发放助视器患者的善后服务等工作,给患者提供了急用先学、见缝插针的学习机会,统计约250人次,约30学时,赢得了好评,其及时性、积极性可见一斑。

2.完成"中残联"委派的任务

(1)全国各地的培训工作

积极参与"中残联"康复部、辅具中心在全国各省市的低视力康复中心、医学院校视光学院、眼镜学校、盲校等举办的不同类型的培训班授课任务达200多次。培训学员达万人次以上,约800学时,为基层社区等开展系统人才培养提供了技术力量。

(2)承担国家级专业技术人才培训

从"十二五"开启之年始到2015年止,连续5年在天津医科大学眼科医院举办全国残联系统康复人才队伍培训工作,学员达300多人次,低视力教学占90学时。经考核合格,特授予国家级Ⅰ类继续医学教育学分6分,并颁发国家级医学教育项目学分证书(均合格通过)。学员来自全国各省市地区,涵盖面达95%以上。该教学服务模式激发了学员们的积极性,有的学员带着问题曾多次参与听课。授课老师资深,经验丰富,认真辅导,取得了双赢效益。

总结10年从全国到地方系统康复人才培训工作,教学服务毕业生达2121人,562学时;短期教学及短期培训共16850人次,1280学时。学员学成后,回到工作岗位发挥了积极作用。我们在教学和培训工作当中积累了较丰富的专科知识底蕴,编写了多部教案及电子课件演讲稿。教学相长,教学传承,渊源接续,讲义积年汇成书稿,"十年磨四剑",出版专著四部,即《儿童低视力保健学》(2007)、《低视力学》(2011)、《视力表标准、原理及应用》(2015)及《实用低视力学》(2016),为今后继续开展系统人才培训提供了有用的资料/教材。同时我们在工作实践中不断提升自身的专业技术知识水平,积累经验,以高标准、高质量服务于教学和培训工作;加强国内外交流、扩大务实合作,为推进"十三五"良好开局贡献智慧和力量。

正值"人人享有康复服务"实施10周年之际,我们以本专著作为贺礼,为继续开展视残康复人才培养队伍壮大而祝贺。

温暖的阳光需要更多懂得专业技术的人员和管理人员来播洒,让和谐社会的光和亮普照每个视残者的心灵,为实现"视觉2020人人享有看见的权利"我们一起共同努力。

吴淑英　李筱荣

2015-12-05

致　谢

　　承蒙国际著名低视力专家香港 George Woo 教授和国际友人澳大利亚低视力专家 Alan W Johnston 教授的赞许和赏识，提供了有价值的前沿科技资料，增进了彼此学识，拓宽了编写思路，进一步提升专著质量，深表谢忱。同时对天津医科大学眼科医院院领导及相关科室的鼎力相助，一并感谢！

　　限于著者水平有限，加之时间紧迫，虽已尽力，难免有疏漏之处，期盼专家学者们不吝指导校正。

著者　识

2015-12-25

目　录

第1篇

视觉与照明

篇首语

眼睛是光的最大接受者。太阳光照射着宇宙和大自然,形成了大千世界,使人类和所有的生物才能见到了光明,获得了独立的感觉——视觉。正如歌德哲言:眼睛的存在归功于光。由此可见,视觉与光/照明是密不可分的,但"眩光"对视觉的影响及其防护亦不容小觑。

第 1 章

光环境眼视光学基础

一、光学基本概念

(一)光是一种电磁波

1.光的定义

光是一种重要的自然现象，也是宇宙间极其重要的物质之一。光是由光源/发光体发出的一种电磁波，覆盖着电磁频谱一个相当宽的范围。也就是说在自然界中存在着各种可能波长的辐射线，从无穷大开始到无穷小。最长的如交流电，其波长可达数千千米。在电磁辐射范围，习惯上把波长范围从几纳米（nm）（1nm=10⁻⁹m）到 1 毫米（mm）的电磁波称为光。最短的如宇宙射线，其波长只有 $10^{-15} \sim 10^{-14}$ m。

2.不可见光

（1）红外线：波长在 $0.77\mu m$ 以上到 $1000\mu m$ 左右的电磁波称"红外线"。

（2）紫外线：波长在 $0.39\mu m$ 以下到 $0.04\mu m$ 左右的电磁波称"紫外线"。

红外线和紫外线不能引起视觉，但可以用光学仪器或摄影机来看见发射这种光线的物体。

3.可见光

可见光是能引起视觉的特殊电磁波。由于到达地面的太阳光谱的能量峰值在556nm，地球上生物长期适应而产生视觉的范围在 556nm 左右。能引起人眼视网膜感光细胞产生光亮感觉的电磁波的波长范围在 380~780nm，这个范围的电磁波辐射称为可见光（图1-1）。这段波长叫做可见光谱（visible spectrum）。可见光谱是电磁波中非常窄小的一个波段，且能引起人的心理和生理反应的特殊性质的电磁波。

4.光引起颜色的感觉

引起颜色的感觉是可见光的作用。人们之所以对可见光有不同颜色的感觉，是由于可见光的波长不同而引起的。自然界的光是白光，而白光是由若干种色光混合而成的。一个物体如果能完全吸收照射它的光它就完全呈现黑色。当白光进入三棱镜时，由于各种不同的光折向不同而发生的色散变成光谱——赤、橙、黄、绿、青、蓝、紫 7 种颜色。这就是棱镜的分光作用，人眼的色散就是此类现象所致。

不同波段的光对人眼刺激会引起不同的颜色感觉(表1-1)。波长一定的光叫单色光,其色叫光谱色(简称谱色)。对纯光谱色进行色坐标计算,可以得到一舌形曲线,称为坐标图,也称x-y光谱色品图(图1-2)。世界上,彩色的种类大大超过在可见光谱上见到的各种谱色,大多数彩色都是几种波长不同的光混合而成。有些混合色仍是谱色,更多的混合色不再出现在可见光谱上(简称非谱色)。颜色和波长的关系并不是完全固定的,单色光的颜色是连续变化的,不存在严格的界限。

光是对人眼视网膜感光细胞(锥体、杆体细胞)最敏感的刺激物。光进入眼后经屈光介质的屈光作用在视网膜上结成物像,经视神经、视束和视放射将视觉信息传到大脑视觉中枢,经过分析、加工,就能辨别外界物体的空间大小、形状及颜色,再通过双眼融合产生双眼视觉和立体感。

(二)光源／发光体

1.光源

凡是本身能够自行发光的物体统称为光源(light)或发光体。从光产生的原因来分,有天然光源和人工光源两种。

(1)天然光源

天然光源又称自然光源。凡自然界中凭自身能量发光的物体称为天然光源/自然光源。太阳系中太阳是最重要的天然光

表 1-1　波长与颜色的关系

波长/nm	颜色感觉	波长/nm	颜色感觉
760~620	红	530~500	绿
620~590	橙	500~470	青
590~560	黄	470~430	蓝
560~530	黄绿	430~380	紫

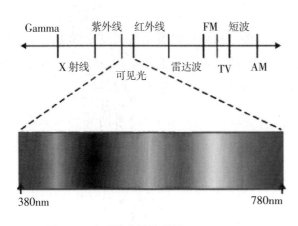

图 1-1　电磁波范围示意图

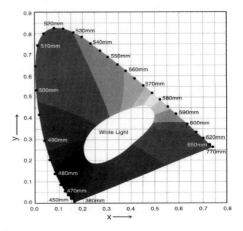

图 1-2　x-y光谱色品图(见彩图)

源。地球的年龄大约 45 亿年,从几十亿年前开始就一直照耀着大地,生物在这样的环境下逐渐进化到人,并分化出完善的视觉器官。

(2)人工光源

是指人造光源而言,如火把、油灯、烛光、各种电灯(白炽灯、日光灯、氙灯等)及现代的电光源、LED 光源等。虽属于自发光体,但都是人工制造出来的,故称人工光源。

人类在四五十万年前学会使用火之后,便用自己的智慧不断地创造发明而制造出各种各样的人工光源,不但使人类的生活更丰富多彩,而且象征着人类的进步,是人类从原始走向文明的一个里程碑。

人类和一切生物都生活在光的世界里。若没有光的照射,生物的一切活动,包括生命活动都会停止。所以,光一直是人类生存的需要,阴阳转万物生。光创造了生命,同时也在延续着生命。而眼睛视觉功能的物理基础就是光。首先是和天然光源相适应的,同时又和人工光源相适应的,因此,光给人类带来了美好的一切!当光源发出的光直接或间接投入到物体上,通过反射、折射、干涉以及衍射等现象,进入眼内引起明亮及色彩的感觉,就能看到客观世界中斑驳陆离、瞬息万变的景观。这种真实的形象就是视觉,从而证实了由于光的刺激,使动物机体在不断的进化过程中,逐步演化成人的感光器官——眼睛。光是产生视觉器官的基础。

(3)点光源

任何光源都是有一定形状和大小的,只是它的大小比起被它照射物体的距离来,小到可以忽略不计时,才称它为点光源。在光学中,在很多领域中都可用到"点光源",如眼科裂隙灯的点光源。

(4)冷、热光源

从物体本身的温度高低分为冷、热光源。

冷光源:如某些化学发光、荧光、磷光及某些生物的发光,但其本身的温度并不高。

热光源:如太阳、金属、煤炭等均属于热光源。就拿太阳这个巨大的发光体来说,它表面温度约 6000℃,内部温度约 20 000 000℃,所以发光极强,堪称发光"巨无霸"。金属和煤炭灼热时,达到 500℃,则发出可见的暗红色光,温度再升高,光的颜色变黄,到 1500℃时变成白灼。

从能量转换的角度来看,在冷发光的情况下,一般能把其他形式的能量绝大部分转化为光能,如萤火虫就能把用来发光的那部分化学能百分之九十几转化为光能。

对比之下,热发光的效率低多了。如白炽灯只能把消耗电能的百分之几转化为光能。从而可以看出所谓发光就是表示物质吸收任何形式的能量(电、化学等)后,发出一定性质的可见光。

2.其他光源

(1)反射光

自然界中大多数物体是不发光的。当光遇到不发光物体时,根据物体性质和表面特征不同程度地将光反射回来(图 1-3),A

是入射光线,B 是反射光线。也就是借着物体表面的反射来辨别宇宙中的物体,如月亮及其他行星(图 1-4)和只有白天才能看见的各种物体等。

(2)标准色彩光(非连续谱)

当电流通过气体时,可发出某一标准色彩的光,常见的有霓虹灯(图 1-5)、水银灯。其原理是电流中的电子冲击气体原子外轨上的电子,使脱轨而进入较高能级,这一脱轨电子很不稳定,迅速跳回原来的轨道,同时发出一定频率一定波长的光子,也就是发出一定色光,所以称为标准色彩光。

(3)连续谱

除了电子活动可以引起发光之外,分子扰动也发光能。凡固体或液体由分子扰动发出的光,其中包括许多连续不同波长的光,所以一般都是连续谱,温度稍低,长波光较多。光较红,温度增高,发出的光中短波较多,渐成白炽(图 1-6)。因此一定温度可使发光呈一定色彩的白光。

二、光度学与眩光

(一)光度学

光度学(photometry)研究的主要内容是:光源表面射出的可见光能量和与此有关的物理量,如光通量、发光强度、亮度和照度等。

光度学所计量的是客观光能量引起的人的主观感觉的大小,因此,光度学中物理量的计量单位与一般物理量的计量单位不同。从视觉的效果上分析,应把视觉的敏感度、眩光等因素考虑进来。

1.光通量(Φv)

光源所发出的光,向周围呈放射状进行。人眼能感受到在单位时间内所发出的各可见光波段辐射能量的总和,称为光源的总光通量(luminous flux)。如光源为一个标准烛光,则每一单位立体角

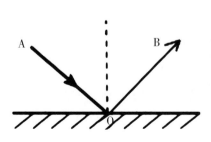

图 1-3　反射光线示意图

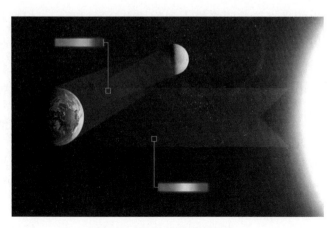

图 1-4　地球、月亮的反射光

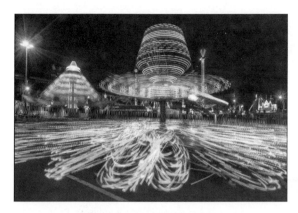

图 1-5　霓虹灯(见彩图)

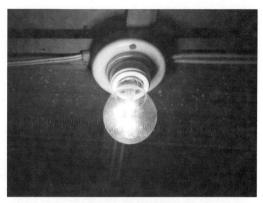

图 1-6　白炽灯

内所发出的光通量称为 1 流明(lumen, lm)。球面积公式为 $4\pi R^2$，代入公式，则球面积为 $4\times3.1416\times l^2=12.56$ 立体角，即每一标准烛光发生 12.56lm 的光通量。由此可见，流明随着光源强度(即烛光强度)的增加而增加。

虽然一个光源发出的光通量是恒定的，但加上不同的灯罩后，光束在空间分布的光强却不同。例如 100W 的白炽灯加广照灯罩，其正下方的光强为 194cd，如换成配照形灯罩，则为 259cd。

2.光强(Iv)

光源向某方向单位立体角中发出的光通量为发光强度(luminous intensity)，表示光源在一定方向范围内发出可见光辐射的强弱程度(图 1-7)。国际单位制(SI)对光强所定的单位为坎德拉(cd)。

关于标准烛光(standard candle)的含义：标准烛光为光强度的标准。由鲸蜡所做的蜡烛，以每小时燃烧 120 谷(grain)鲸蜡的速度进行燃烧，此鲸烛称为标准烛，它发出的光称为一个标准烛光。国产 100W 普通白炽灯的发光强度约为 100cd(图 1-8)。

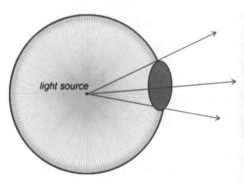

图 1-7　光强示意图

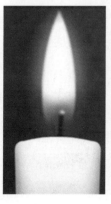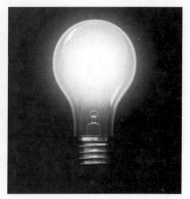

图 1-8　标准烛光示意图

3.亮度(luminance, L)

（1）亮度定义

亮度（brightness）又称发光率（luminance），是表示发光面在观察方向上单位投影面积发出的光强，是反映人眼对物体明亮感的参数。

（2）亮度单位

亮度单位是坎德拉/平方米（candle/m²），称尼特（nit），中文用"坎/米²"表示，符号为 cd/m²。也有用熙提（stilb），符号 sb，$1sb=10^4cd/m^2$。这样给出的亮度和我们用肉眼直接观察一个光源所感觉到的亮度恰成正比，而且与光源到眼睛的距离无关，例如在影院观看电影时，坐在前排和后排座位不会感到银幕的亮度有何不同。

关于郎巴（lambert）：

有的资料写到郎巴亦为亮度单位。每1cm²的面积上反射的光通量为1lm时，称此反射面的亮度为1郎巴。每1平方英尺的面积上反射1m，称1英尺郎巴（foot lambert）。物体表面反射出来的光强度随着投射光的强弱和物体本身的表面反射光的特性而改变。如定义所述，亮度是指眼睛对物体表面反射光的强弱感觉，它不像照度那样随着距离增加而降低其强弱，即亮度与观察距离的远近并无关系。

实践中由于郎巴太强，常来用其千分之一强度，称为毫郎巴；或百万分之一，称微郎巴；更弱者为微微郎巴，即皮郎巴（p=10^{-12}）。用米表示的郎巴称米郎巴（meter lambert）。

（3）亮度的意义

亮度与我们生活息息相关。

一个物体能被看见，即说明由于它所发出的或反射的光具有足够的亮度。而日常所看见的物体大多为非发光体，仅靠它的反射光来辨认物体。反射光的强弱，又取决于照度的强弱及反射率的高低。在同样照度下，浅色物体的反射率高，亮度就大，反之亦然。

这是由于人眼对不同的波长具有不同的敏感度。波长不同的光，即使光的能量相等，在视觉上产生的明亮程度并不相同。例如一束红光和一束绿光，它们的能量流相等，但绿光看上去要比红色流亮些。如果一束红光和一束绿光看上去同样明亮，那么红光的能量流必定比绿光的大。这对解释白内障手术人工晶状体植入后发出的色觉改变有一定的意义（当然其色觉的改变也与人工晶状体的材料、后发障的形成等诸多因素有关）。同样在临床屈光学的测定及近视的防治等方面也有很重要的价值。

人眼直视亮度$>10^3cd/m^2$，便会产生不适光感（眩光），甚至产生永久性的伤害——视力残疾（光污染）。

实验证明：平均人眼对某波长光的敏感度与波长555nm[习惯称为毫微米，按法定单位应为纳米（nm）]的黄绿光的敏感度的比值称为该波长的光谱光视频率（spectral luminous efficiency），也即视见函数（visibility function）。用符号 Vλ 表示，λ 表示波长。

如图1-9可见，人眼对黄绿光的敏感度最高，而向光谱的两端迅速降落。光度学研究的物理量，不仅包含客观测量特性，而

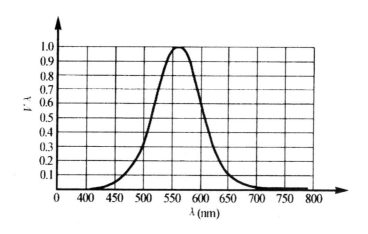

图 1-9 光谱曲线

且对研究人眼的主观感觉特性，提供了重要特性。

4.照度(illuminace)

照度是物体表面被照明的程度，也就是照明这物体的光通量，利用它来观察物体表面是很有价值的。物体单位面积上所得到的光通量,称作物体面的照度。

照度的单位为勒克斯(lux)。被光均匀照射的物体,在 1 m² 面积上得到的光通量为 1lm 时,它的照度为 1lux。

(1)米烛光(meter candle)的含义

米烛光或称之为勒克斯(lx,lux),如上所述,1lx 为 1 m² 接收 1lm 光照度。由于 1m 为 3.28 英尺，所以 1 面积为 1 m² 平方英尺的 10.764 米烛。1 米烛=1/10.764 英尺烛,简称 1 英尺烛为 1 米烛的 10 倍。

(2)英尺烛光(poot candle)的含义

英尺烛光也是照明单位。每一平方英尺的面积上接收 1lm 的光通量，称为 1 英尺烛。从图 1-10 可看出光的照度、强度与光源距离的平方倒数成反比,即距离越远,照度越小。即光源为 1 烛光, 距离为 1 英尺(1 英尺=30.48cm)处,每平方英尺的照明强度为 1 英尺，距离为 2 英尺时为 1/4 英尺烛。

所有的照度单位都是垂直面所接收的光通量(流明/1 英尺烛)为标准单位。所以接受面积和光线方向呈一定斜角时，则照度会减弱。

如用点光源照明时，假如光源的光度不变，垂直面上的照度跟它到光源距离平方成反比，称之为照度的平方反比定律。物体表面上的照度跟光线入射角余弦成正比称之为照度的余弦定律。那么照度、视角和对比度三者的关系如下：

①同一视角的物体，随照度的增加而减少。

例如,4′物体,10lx 照度时可以看清对比是 0.13;300lx 时对比降到 0.06 仍可看清。在对比方面，随对比的减小则需要更大的照度增量,才能提高一定的视觉效果。

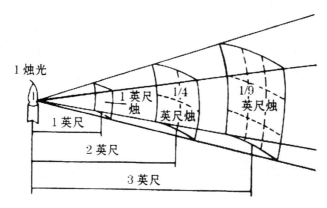

图 1-10   照度与光源距离平方倒数成反比

②同一视角的物体，随照度的增加视角可以减小。

如，在 0.1 对比时，3lx 可以看清 10′ 物体；当 30lx 时可看清 4′ 物体；400lx 时可看清 2′ 物体。

③在相同照度下，视角和对比可以相互补偿，即对比增大，可以使视角缩小，或视角增大可以降低对比。如，在 100lx，0.04 对比时可看清 10′ 物体，而对比增大到 0.25 时，便能看清 1′ 物体。

(二)眩光

1.眩光的概念

眩光(glare)是指由于视野中的光源亮度分布和亮度范围不适宜感或存在极端的亮度对比，以至引起不舒适感觉或降低了对目标和细节的分辨能力。

根据《辞海》的解释，眩光是一种产生不适感觉，或降低观看主要目标的能力，或两者兼有的不良视觉环境，这种照明状态称之为眩光。简言之,眩光就是由视野中不适宜的亮度分布,悬殊很大的亮度差或在空间中或时间上极端的对比而引起的亮度。

视觉生理学上把眩光又称眩目，是指干扰视网膜成像、影响视觉分辨力及舒适感的光线。严重时可致眼睑痉挛、流泪、疼痛,不得不停止工作。

2.眩光与光散射 (light scattering)

眩光现象除了光源本身以及与周围环境的因素之外,从眼科的生理特点剖析,眩光的产生主要是由于眼内出现了散射光(光散射),造成对视功能的影响,致使视力下降。

所谓光散射，是指在光学性质均匀的介质中，或两种折射率不同的均匀介质的界面上，无论光的直射、反射或折射，都仅限于在给定的方向上，而在其余方向则等于零。

如人眼沿光线的侧向进行观察时应该看不到光，但当光线通过光学性质不均匀的物质时，从侧向就可以看到光,这种现象就称为光散射。眼内光散射有以下几种:

（1）瑞利散射（Rayleigh scattering）

当入射光通过当光学介质中所含分子微粒尺度小于光的波长时（0.1μm），由于构成该介质的分子密度涨落而波散的现象称为瑞利散射。散射光和入射光频率相同，散射光的强度和散射时方向有关，这种关系称为瑞利散射定律。这种散射可见于周围环境和人眼内，例如尘埃、烟、雾、悬浮液、乳状液以及毛玻璃等。最典型的例子是大气散射。

晴朗的天空常呈现蓝色，大气散射时一小部分来自悬浮等尘埃，大部分是氧气和氮气等密度涨落引起的分子散射，由于后者的密度比前者小，所以瑞丽现象更明显（图 1-11）。

（2）弥漫散射（diffuse scattering）

当入射光通过光学介质中所含分子微粒尺度与入射光的波长可比拟时（如 1μm），散射光当规律不再遵循瑞利定律，其强度分布负责且不对称，称为弥漫散射。弥漫散射中光的波长、频率不发生改变。

典型的例子如生活中，清晨茂密的树林，常常可看到从枝叶间透过的一道道光柱，这种自然界现象称为丁达尔现象（Tyndall），是弥漫散射的一种表现（图 1-12）。

在眼科临床上常利用这种现象来检查前房水炎症反应。眼睛角膜后、虹膜（瞳孔）前的空腔为前房，其内充满透明的房水，在裂隙灯下是个暗区。当有前房水出现炎症反应时，渗出物中的颗粒使得投射的光束发生散射，出现光亮通路，称之为房水丁达尔现象（图 1-13）。炎症越严重，散射越明显。利用此现象，还设计了散射光计（laser flare meter）来测量前房水炎症反应程度。

关于丁达尔现象产生的原因，是胶体微粒直径大小恰好为当光束照射到胶粒上时，胶粒将光从各个方面全部反射，胶粒即成为一小光源，故可明显看到由无数小光源形成的光亮"通路"。

在眼科临床出现这些散射，主要是由于各层屈光面（如角膜、房水、晶状体、玻璃体）不规则或因其出现混浊至屈光间质不清所致。

（3）窄角散射（narrow angle scattering）

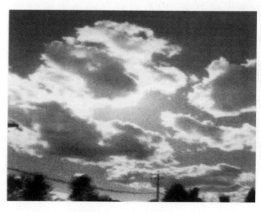

图 1-11 大气散射

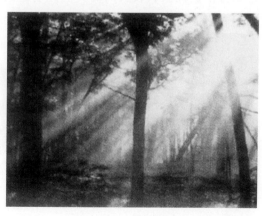

图 1-12 丁达尔现象

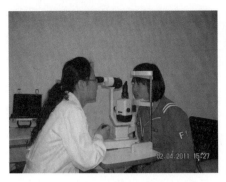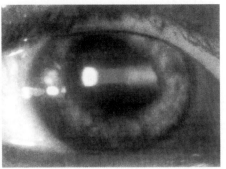

图1-13　房水丁达尔现象

与散焦（defocus）

散焦是指视网膜成像的对比度下降，或使视网膜成像的清晰度下降，致使视物不清。而窄角散射与散焦相似，类似屈光不正（远视、近视、散光）（图1-14），其焦点形成视网膜前或后，造成视网膜成像不清楚，致使视力下降。

这两种散射主要影响对比敏感度中的高空间频率部分。弥漫散射主要影响视觉功能系统的低空间频率部分。

总之，光线低散射与波长有关，且散射与波长的关系是指数（幂）性的。波长较短，如紫光及蓝光（对眼有害的短波），能引起严重散射，而波长较长的橘黄色光引起的散射较轻。

3.眩光的种类、危害及防护

根据相关资料整理眩光分为10种。

（1）失明眩光：眼睛是在受到强烈光线照射一定的时间后，视敏度会暂时降低，并在一段时间内看不清视野中的视觉目标，随后视敏度会逐渐恢复的现象为失明眩光，也称**闪盲**。这是由于一个超高亮光源的突然发亮，例如原子弹爆炸时的闪亮将视紫蛋白完全漂白。

关于视紫蛋白漂白的过程是视觉形成中视色素的光化学过程。我们熟知在人的视网膜上有两种感光细胞，即椎体细胞和杆体细胞，其内含视色素，是感光部分，被称为光感受器。视色素是一种色素蛋白，它

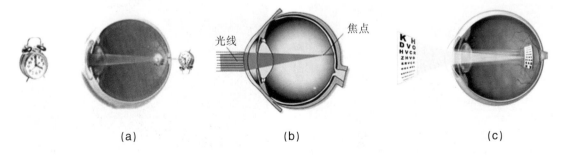

(a)　　　　　　　　　　(b)　　　　　　　　　　(c)

图1-14　屈光不正 (a) 远视 (b)近视 (c) 散光

包括作为辅基地生色团,含视黄醛 1(维生素 A$_1$ 的醛型)及视黄醛 2(维生素 A$_2$/去氢维生素 A 的醛型)。

在暗光环境中,视黄醛才与视蛋白结合在一起,以完整的视色素分子的形式存在。在光照环境中,视色素分子则分解成视黄醛和视蛋白,回到暗处后,借助酶的作用,又重新合成视色素分子。因此,视色素分子在明、暗环境下的分解(漂白)和合成(再生),在一定意义上可理解为一个循环的过程。

视色素的成分大致分为视紫红质、视紫质、视紫蓝质和视蓝质四类。

其实,视色素的分解合成过程是在光作用下导致视紫红质的漂白和再生过程,构成一个视紫红质代谢循环(图 1-15)。视紫红质的代谢除了视黄醛和视蛋白两个基本组成部分外,还要有一定的条件参与。即在暗环境下,视紫红质是紫红色,光照后变成黄色或灰白色,即光漂。

(2)瘫眩:例如,夜间一个人突然被一只探照灯照着,好像瞬时间被"冻"住了一样,周围事物也看不见了。

(3)暴露性眩光:是暴露在足以造成视网膜损伤的强光下所产生的感觉,如裸眼

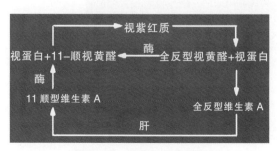

图 1-15　视紫红质代谢循环

观日蚀等。裸眼观日蚀,若时间较长些,又是直视(盯)着日蚀的变化,眼睛本能的是使用此中心视力,即黄斑视力,而黄斑部一旦受损,特别是黄斑穿孔,其病变是不可逆的,将导致永久的视力损害而致盲,称为日蚀盲,一定引起警惕。

(4)分心眩光:是由周边视野中的亮光或闪光引起的,例如晚上急救车辆车前灯。

(5)饱和眩光:这是视野中很大一部分非亮光,刺得不能睁开眼睛,行为上的反应是躲避光线或把光线挡住,这种眩光在室内照明中不多见,大多发生在室外,如晴天下的海平面,这种眩光引起虹膜括约肌痉挛而有痛感。

(6)目盲眩光:视野中存在极端强度的眩光光源,即使其被移除一段时间后,人眼仍无法可见任何物体,产生类似于一种暂时的"目盲"状态。如在直视很强的闪光灯照射后,周围的物体即不能分辨。

(7)厌恶性眩光:是由于室外灯光对室内窗口造成的干扰称为厌恶性眩光。在城市中,大量使用的外墙泛光照明(floodlighting)工具,是厌恶性眩光的主要来源。如用投光灯具为广告牌照明,这是非常普遍的现象,但它大量的光线溢散进入室内,使室内的人感到非常不舒适,不能阅读,甚至影响睡眠,造成了光污染(light pollution)(图 1-16)。

(8)适应性眩光:通常能体验到,即整个视野的亮度突然大大提高,而视觉系统却一时无法适应。例如白天从电影院出来,这种眩光感觉是因为眼睛原来适应于电影院(正在播放电影时)黑暗的环境中,

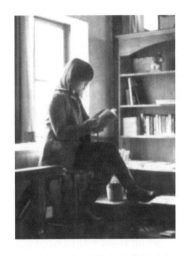

图 1-16　在泛强光下看书不宜

现突然暴露在光天化日之下引发视觉系统的过分敏感，这是典型的暗适应/明适应问题。

（9）不适眩光（discomfort glare）：表示由于散射光线降低视觉舒适度，但不影响视觉分辨力。这种眩光可引起头痛、眼部疲劳、流泪、烧灼感、眼位偏斜等症状。产生不适眩目的原因可能是由于视野中不同区域内光亮度差别较大有关。有证据表明，不适眩目产生的不适程度与瞳孔大小的迅速改变有关。例如，视力集中在一个比较小的工作面上工作，工作面与周围的亮度相差很悬殊，容易产生眩目（图1-17）。实践证明，

这种眩目不是由于视力低下或眼病所致，而是由于周围环境而造成的。

（10）失能眩光（disabling glare）：又称幕罩样眩目。这种眩目是由于不规则的散射光线，使网膜成像的对比度下降，影响了视觉分辨力，从而使视力下降。这种眩目常是由于眼病所致。如屈光间质混浊，常见有白内障，当光线射入眼内后，经不均匀混浊的晶状体使光线成不规则散射而引起的幕罩样眩目（图1-18）。这种情况可以戴滤光镜加以控制，用滤光镜片来减少或除掉光谱中的短波及紫外光。除低散射光，增加成像的对比度，进而提高视力。幻灯机在墙上的投影受到旁边强光的干扰而导致成像质量下降的表现也是典型的失能眩光（图1-19）。

不适眩光和失能眩光，这两种眩光通常是常见到的，前者只是产生不舒适感觉且不影响可见度，而后者影响可见度，但并不意味着一个产生不舒适感觉的光源不影响可见度，往往二者兼而有之；前4种眩光是很少发生的，后4种眩光是常发生的。但总的看来，前6种眩光即不能控制也不能量化。故一般讨论的眩光只指后两种，即不适眩光及失能眩光。对低视力患者来说，不

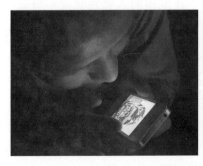
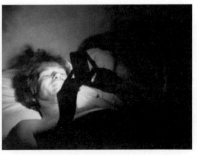

图 1-17　在漆黑的室内看视频不宜

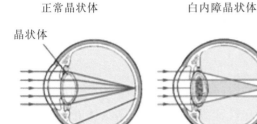

正常晶状体　　　　白内障晶状体

晶状体

视网膜

图 1-18　白内障引起的失能眩光

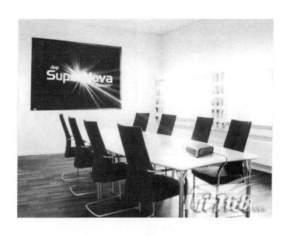

图 1-19　幻灯片受干扰引起的失能眩光

适眩光及失能眩光对其残余视力的影响和防护有着广泛普遍的意义。

4.眩光产生的原因

(1)眩光的产生多数是光源亮度的缘故,大致有以下几种情况。

①环境亮度越低,光源本身的亮度越高,则眩光越显著。

②光源与眼睛的距离越近,投射方向越靠近视轴,则眩光越强烈。

③光源的表面积越大,光源数目越多,则眩光越明显。

(2)此外,还有眼生理原因。

①由于高亮光的刺激,瞳孔缩小,睫状体痉挛。

②由于角膜、晶状体对光线散射在眼内形成光幕。

③由于视网膜受高亮光刺激,使原本适宜状态的视网膜受到破坏,会引起一系列的不适,强光对眼睛能否产生眩光现象,眼的适应状态是重要因素,即使在暗适应状态下光线不甚强烈也可能产生眩光。

5.失能性眩光的评估

使用仪器为亮锐度测试仪(图 1-20)。包括光源(眩光灯,内附变阻器)和对比敏感度视力表两个部分。使用时,光源直接朝向受试者照射;光源在变阻器的控制下,在关闭、开启及亮度逐渐增大状态下分别测视力。结果显示:随着亮度逐渐增大,视力逐渐下降,越靠近测试仪(光源)对视力的影响越大。

6.引起失能眩光的常见眼病

近二十年来,失能眩光正成为视功能检查的一项重要内容,它主要评价眼内出现散射光导致眼视网膜像的对比度下降,造成视功能降低,直接影响视觉健康。

(1)圆锥角膜

圆锥角膜是一种先天性发育异常,为常染色体隐性遗传眼病,多表现为角膜中央部进行性变薄呈圆锥样(图 1-21),使角膜曲率紊乱,视物垂直细长、变形,单眼复视,有明显的眩光现象,是导致青少年视力

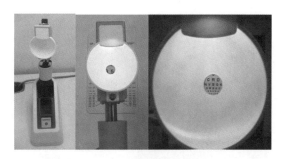

图 1-20　亮锐度测试仪

严重低下的常见眼病。

（2）准分子手术（近视眼手术）后

我国准分子激光手术已开展多年，它让很多人告别了近视。准分子激光手术就是用准分子激光通过对角膜瓣下基质层进行屈光性切削，从而降低瞳孔区的角膜曲率，达到矫正近视的目的（通俗来看就是把角膜当成一种透明材料，通过切削做成了一副镜片）。可矫正 200°~2000° 的近视，从目前临床结果观察，此手术是矫正高度近视眼常用的术式。

该手术后经回顾性调查结果，常见术后的并发症之一是眩光问题，其主要原因是光散射使视网膜成像对比度下降，降低了视觉效能，引起失能眩光所致，用眩光测试仪可测出。绝大多数患者术后医生测得

视力尚佳，但由于眩光造成他们生活、学习等质量下降，而这些往往被只注重视力结果的临床眼科医生所忽视。

（3）白内障及评估人工晶状体光学质量

白内障是指许多因素引起的晶状体蛋白变性而发生混浊，如晶状体老化、外伤、先天性等。眼科医生关注视力的测定来确定白内障的发展及手术时机的选择，很少注意视觉与实际生活之间的密切关系。

根据文献报道，各种类型的白内障（皮质、核性和后囊下）（图 1-22 a、b、c）通过眩光敏感度的测试，与正常人做对照研究，结果白内障患者由于眩光造成眼内光线散射形成光幕，以光幕状叠加于视网膜像上，使得最大亮度和最小亮度之差不变时，而最大亮度和最小亮度之和在增加，故对比度下降，视功能下降，而产生临床及日常生活中的视觉问题。

关于视网膜成像对比度计算如下：

对比度=（视标亮度-背景亮度）/（视标亮度+背景亮度）

用公式表示为：$Ct=(Lmax-Lmin)/(Lmax+Lmin)\times100\%$

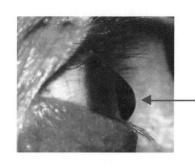

圆锥角膜

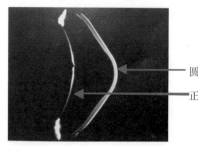

圆锥角膜弧度

正常角膜弧度

图 1-21　圆锥角膜

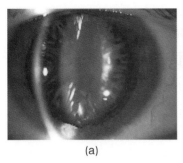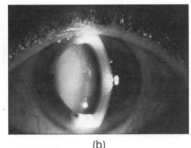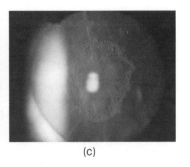

|(a)|(b)|(c)|

图 1-22　裂隙灯下的白内障：(a)皮质性白内障；(b)核性白内障；(c)后囊下性白内障。

其中，Ct——对比度阈值

Lmax——视网膜像最大亮度

Lmin——视网膜像最小亮度

关于人工晶状体植入的患者常引起色觉异常，看到所有物体都很亮，并且有点蓝，甚至画家作画时发现自己似乎总用错颜色。这主要是蓝光对视网膜的损害作用，它不但损害视网膜色素上皮层，而且还危及视网膜神经上皮层。正常的晶状体只能透过波长 400~500nm 的光线，但是人工晶状体可透过其他非天然的甚至是有害的光线（波长大于 400~500nm），如紫外线等有害光线。

(4)年龄相关性黄斑变性

黄斑变性一般是双眼同时或先后患病，视力呈进行性损害，患者多为 60 岁以上老人。眼底黄斑部出现病变(图 1-23)，伴有中心/旁中心或相对/绝对暗点 (图 1-24)，为了躲避中心暗点，常通过特殊头位和眼位自然寻找黄斑中心凹以外的视网膜功能，以求得一定视力。远近视力均明显下降，严重影响阅读、书写，对比敏感度曲线高、中频率段下降，可伴有色觉异常及失能眩光。

7.解决失能眩光的途径

由于失能眩光是由各种眼病所致，可

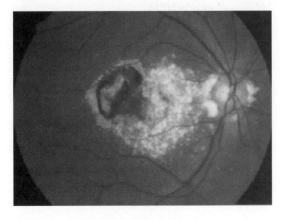

图 1-23　眼底病变

平时我们所说的视觉健康是指视力检查时为 1.0 或以上，而且有较大的视物范围即视野。如果患某种眼病经过药物或手术治疗以及常规戴上矫正眼镜后，视力达不到正常标准，甚至低于 4.5(0.3) 以下(但又不是盲，即矫正视力在 3.7(0.05) 以上者称为低视力或低视力患者(患儿)。如矫正视力在 0.05 以下者为盲目。所以低视力又称为残余视力。

图 1-24　中心暗点

利用滤色镜片来减少或吸收某些短波及紫外线,降低眼内散射光,增强视网膜成像对比度,降低适应时间,避免眩光,改变视觉状况。滤光眼镜有浅黄、粉、褐、黑绿等(图1-25)可以减少眩光、增强对比、降低适应时间。不同眼病推荐不同波长的滤光眼镜,如 corning 滤光眼镜(表 1-2、1-3)。

人们工作、学习、生活在五光十色,大千世界的光环境中,时不时的会遇到眩光的污染。但由于社会的进步、科学的发展、运用先进的技术,多种途径解决了眩光问题,使我们的生活更加光明、美好。

三、明／暗视觉与中间视觉及视网膜照度

(一)明／暗视觉与中间视觉

1.明视觉与暗视觉

(1)明视觉:视觉系统功能与视觉系统的亮度有关。在亮环境下(亮度在 10^{-3}~10^4 cd/m²),主要是视锥细胞起作用,因为视锥细胞对强光较为敏感,所以在日光和强光下靠视锥细胞起作用,这种视觉称为明视觉。

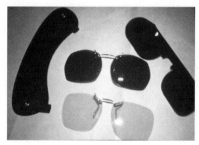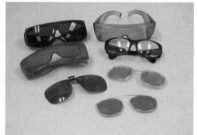

图 1-25　滤光眼镜

表 1-2　推荐不同波长的滤光眼镜

	CPF	511™	中等
Corning	CPF	527™	较大
	CPF	550™	最高

表 1-3　不同眼病推荐 Corning

白内障初期	推荐三种
术后白内障	527™
玻璃体混浊	511™
无虹膜	550™
青光眼	511™
视网膜色素变性	550™

（2）暗视觉：在暗环境下（亮度<10^{-3} cd/m^2），主要是视杆细胞起作用，因为视杆细胞对暗光较为敏感（视杆细胞对强光基本没有感觉），所以在黄昏和夜间靠视杆细胞起作用，这种视觉称为暗视觉。

2.明适应与暗适应

（1）明适应：与暗适应的过程相反，当人从暗处走入明处时，敏感度逐渐降低的过程称为明适应。

（2）暗适应：当人从明处走入暗处时，会感到一片漆黑，看不到任何东西。只要环境中存在微弱的光，经一段时间后，就能逐渐看到周围的东西（比较模糊）。原因是视觉系统的敏感度不能骤然变化，而是随时间逐渐升高，这一过程称为暗适应。

3.中间视觉

人们在研究视觉与照明的过程中，对明适应、暗适应的解理应用比较深刻。现在将明视觉过渡到暗视觉之间的过程视为中间视觉。下面介绍关于中间视觉的探讨。

（1）视觉条件的界定

人眼在可见光谱范围内的视觉灵敏度是不均匀的，它随着波长视觉条件而变化。我们都清楚，眼对强光和弱光的视觉条件过程是由两种不同的视细胞来完成的。这两种成光细胞的光谱反应特性是不同的。

亮适应的视觉称为明视觉。一般指眼睛已适应在亮度为几个尼特（1尼特=1cd/m^2）以上的环境，这时是视锥细胞所起的视觉作用，对波长555nm的黄绿光最敏感。

暗适应的视觉称为暗视觉。一般指眼睛已适应在亮度为百分之几的尼特以下的亮度水平，这时由视杆细胞来完成的视觉过程，对波长507nm的蓝绿光最敏感。

明视觉的视野较小，一般规定为2°；暗视觉的视野较大，一般应大于4°。

在明、暗视觉之间，即为中间视觉范围内，视锥细胞和视杆细胞共同在起作用，对波长507~555nm范围绿光最敏感（图1-26）。目前国际上没有中间视觉的定量数据与数学模式，一般认为夜景照明有的属于中间视觉，而道路照明大多属于中间视觉。

（2）不同视觉条件下人眼的光谱灵敏度

在明视觉条件下（高于3 cd/m^{2}的亮度水平），视觉完全由锥体细胞起作用。这时眼睛最大视觉响应在光谱蓝绿区间的555nm处；也就是说，波长为555nm处的光最灵敏，其辐射有最大的光效率，称为最大光谱光视效率。其数值为683 lm/w。

在多数情况下，假定波长555nm处的光谱光效率为1，证为V(λ)555 = 1，离这个波长距离越远，眼睛越不灵敏，发光效率越小于1。由此可见，可见光波段(380~780nm)以外，眼睛失去光的感觉，辐射的光效率为零。不同的波长有不同的 V(λ)值，按波长(λ)及其相对应的光谱光视率 V(λ)作用的曲线，在明视觉条件下，其最大值在λ= 555nm 处，称为明视觉的光谱光视效率曲线或光谱灵敏度曲线。

CIE 国际照明学会早年推荐了基于人眼视网膜锥体细胞的、对应人眼视网膜中央2°范围的明视觉光谱视效率函数 V(λ)。后不断实验研究，又制定了对应视野中央

10°范围的明视觉光谱视效率函数 V(λ)。

在暗视觉条件下（适应亮度低于 0.05 cd/m²）视觉安全，由杆体细胞完成。眼睛最大的视觉响应在 507nm 处，其最大值为 1699 lm/w。CIE(1951)推荐了基于视网膜杆体细胞的光谱光视效函数（曲线）V'(λ)，对亮度范围为 $10^{-6} \sim 10^{-3}$ cd/m²，视野中央 20°范围的暗视觉状态。暗视觉状态下世界是无色的。

在图 1-26 中，V(λ) 和 V'(λ) 的相对值代表等能光谱波长 λ 的单色辐射所引起的明亮感觉的程度，明视觉曲线 V(λ) 的最大值在 555nm 处，即光谱 555nm 波长的黄绿色最明亮，越向光谱两端的光愈来愈暗；暗视觉曲线 V'(λ) 的最大值在 507nm 处，即 507nm 波长的光谱最明亮。整个暗视觉曲线 V'(λ) 相对于明视觉曲线 V(λ) 向短波方向推移，长波端的能见范围减小，短波端的能见范围略有扩大。暗视觉曲线 V'(λ) 的形状主要决定于杆体细胞的视觉特性，适用于 0.001cd/m² 以下的亮度水平；明视觉曲线 V(λ) 的形状主要决定于锥体细胞视觉特性，适用于 1cd/m² 以上的亮度水

平。在明视觉和暗视觉之间的亮度称为中间视觉。中间视觉既有视锥细胞参与，也有视杆细胞参与。在明视觉条件下观察大面积表面时（>10°视场角），多少也有视杆细胞参与，因此明视觉特性略有变动。

暗视觉一般被认为是眼睛能感知的最小刺激到大约 0.001cd/m² 的范围内，因此这个值通常也被认为是中间视觉的下限；由于中间视觉在亮度上依赖于包括视野内视觉目标的尺寸和位置，许多因素不能准确界定。

据研究资料表明：当环境亮度大于或等于 3cd/m² 时，几乎只有锥体细胞起作用，它对于辨别细小物体能力很强。而亮度小于 0.001cd/m² 时，锥体细胞作用几乎丧失殆尽。此时杆体细胞发挥主要作用。

根据 LeGrand 的总结，中间视觉的亮度上限在中心视觉均为 5cd/m²，在 25°时至少 15cd/m²。根据 KoKoshKo 的观点，中间视觉亮度上限约 10cd/m²。

我国（1986 年）视觉工作者采用异色视亮度匹配法，在 9 个网膜照度水平（100td 到 0.01td）和 10°视野条件下，测试了 26 个受试者的中间光谱光视效率函数（图 1-27），是在 570nm 波长归一化的 9 个亮度等级曲线族，并用对数和单位表示，即令波长为 570nm 这一点的值为零。由此图可见，32td 曲线的形状与 100td 的形状非常相似，应认为都属于明视觉范围，又 0.032td 曲线与 0.01td 曲线非常相似，也可以视为同属暗视觉范围。因此，真正的中间视觉是在 10td~0.1td 之间，即亮度范围在 1~0.01cd/m² 之间。国际照明委员会(CIE)

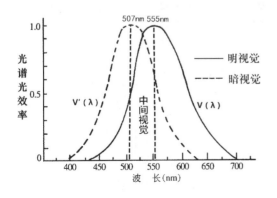

图 1-26　明视觉和暗视觉的光谱光效率

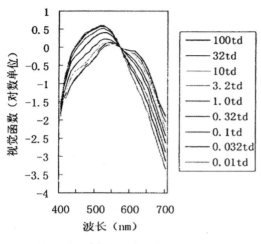

图 1-27 中间视觉归一化函数曲线

对中间视觉和明视觉限定义为"至少几个 cd/m²",对中间视觉和暗视觉的界限定义为"大约 0.01cd/m² 或者更少"。

综上探讨研究结果,对中间视觉和明视觉的界限为 3 cd/m²,对中间视觉和暗视觉的界限为 0.01 cd/m²。

(3) 关于中间视觉条件的测试

至于中间视觉光度学,目前 CIE 已经推出了五种系统。对于建立 CIE 的通用标准。经各种测试数据及实践证明,中间视觉状态下的视觉功能与明视觉和暗视觉的视觉功能有很多的不同之处。这种状态将于中间视觉状态下的照明设计测量和计算具有一定的影响(表 1-4)。

按照 CIE 的规定,对光度学单位的定

表 1-4 明视觉与暗视觉的光谱光效率函数(最大值为 1)

波长 (nm)	明视觉 V(λ)	暗视觉 V′(λ)	波长 (nm)	明视觉 V(λ)	暗视觉 V′(λ)
380	0.00004	0.000589	590	0.757	0.0655
390	0.00012	0.002209	600	0.631	0.03315
400	0.0004	0.00929	610	0.503	0.01593
410	0.0012	0.03484	620	0.381	0.00737
420	0.0040	0.0966	630	0.265	0.003335
430	0.0116	0.1998	640	0.175	0.001497
440	0.023	0.3281	650	0.107	0.000677
450	0.038	0.455	660	0.061	0.0003129
460	0.060	0.567	670	0.032	0.0001480
470	0.091	0.676	680	0.017	0.0000715
480	0.139	0.793	690	0.0082	0.00003533
490	0.208	0.904	700	0.0041	0.00001780
500	0.323	0.982	710	0.0021	0.00000914
510	0.503	0.997	720	0.00105	0.00000478
520	0.710	0.935	730	0.00052	0.000002546
530	0.862	0.811	740	0.00025	0.000001379
540	0.954	0.650	750	0.00012	0.000000760
550	0.995	0.481	760	0.00006	0.000000425
560	0.995	0.3288	770	0.00003	0.0000002413
570	0.952	0.2076	780	0.000015	0.0000001390
580	0.870	0.1212			

义,光度学的仪器,光源和照明灯具及照明设备安装等评价依据,一直采用人眼在明视觉状态下光谱光视效率函数（曲线）V(λ)(如图1-26),表证它的函数 V(λ)为视见函数(光谱光效率函数),光谱光视效率曲线也称视见函数,通常简称 V（λ)（曲线)。V(λ)表示人眼对波长光相对灵敏度,借助于比较产生同等强度的视觉所需要的各波长光的辐射通量。我们生活在不同的照明光环境中,不同的景区工作面的亮度分布不一,有的亮度值比较高处在明视觉条件下;也有的较暗处在中间视觉,甚至处在了暗视觉条件下,这需要对照明中的视觉条件测得清晰明了的数据。

明视觉视见函数这条曲线被广泛应用于照明光环境领域中,如城市景观照明、夜间道路交通、隧道出入口的照明等。

但在许多情况下,是处在夜晚或比较暗的环境中进行工作学习,如果继续采用明视觉条件的光度体系,是必会使照明设计测量和计算与实际产生较大的差异。于是中间视觉的发掘、研究,对夜间照明的实际应用中显出有重要价值。例如在中间视觉状态下,金属卤化物灯的效率比高比纳灯高40%~60%,从我国目前道路照明中,大部分仍采用高压钠灯(随即陆续更换 led 光源 —— 十二五规划）这是基于明视觉状态下钠灯比金属卤化物灯效率高 20%的原理而设定。

(二)视网膜的照度

视网膜照度是指光进入眼内到达视网膜,视网膜上被照明区的照度为视网膜照度。由于眼睛视觉功能的特殊性,制定夜晚出行视觉适应标准,视网膜照度对外界物体的亮度、瞳孔的大小及与视力关系的研究有普遍的应用价值。

1.视网膜照度与亮度关系

查视力时特别强调视力表的照明度(即中心视野的视网膜照度)(图 1-28)要达标（300~500lx)。同时也要考虑背景的亮度,即中心凹应与周边有相等的亮度,不可周边比中心亮,避免眩光(亮度为270cd/m^2)。在暗室内使用综合验光仪,其视标投影器投射的视标检查视力时要低于照明环境的视力。并且视力表本身纸质,白色背景中黑色视标(常用),或黑色背景中白色视标(不常用)的对比度要求不低于93%。

2.视网膜照度与瞳孔大小的关系

关于视网膜照度的计算

若以 mm^2 作瞳孔面积大小的单位,以尼特(nit)作为外界物体表面的亮度单位,则视网膜照度单位为罗兰特(Troland,Td),也就是说,Td 是视网膜所受光刺激的单位,当看外界物体时,若该物体亮度为1cd,通过 1 mm^2 瞳孔面积投射到视网膜上

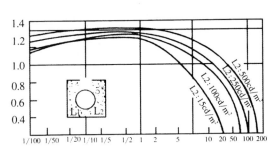

图 1-28　视力与周围亮度/中心 5°亮度的关系

的照度称为 1Td。根据光度学的定律,视网膜照度可由下式求得

$Er=(LtScos\theta)/k$

式中,L = 视线方向物体的亮度(Nit)

t = 眼屈光介质的透光率

S = 瞳孔面积(mm²)

$cos\theta$ =主光线对眼之入射角

k: 为一常数,等于视网膜像面积/视野立体角

由于 $cos\theta$ 为负 , t 与 k 为常数,视网膜照度公式简化为:

$Er(Td)=S$ 瞳孔面积(mm²)$\times L$ 物体亮度(Nit)

通常将外界物体视为任何方向的亮度都相等,则该亮度与物体的照度(lx)和反射率的关系为:亮度(L)=(照度 E×反射率 p)/π,所以视网膜的照度也可以用照度 E、反射率 p 计算: $Er=(EPS)/\pi$

例如, 所视物表面上的照度为 200lx,其反射率为 7.5%,瞳孔半径为 1.5mm 时,其视网膜成像的照度是:(200×0.75×2.25×3.14)/3.14=337Td

视网膜照度是影响视网膜成像清晰度的重要参数,视网膜照度增加,自然使成像更加清晰,从而获得更好的视力。

由上述公式计算,当物体表面的照度 、反射率一定时 , 瞳孔大小是影响视网膜照度的主要因素,换言之,也是影响视力优劣的主要因素(图 1-29)。

3.视网膜照度与视力关系

当照度很低时,眼的分辨力增加很慢,如图 1-30 所示, 在低于 10^{-2} 毫朗巴(millilambert,mL)之前视力没什么变化,但到 10^{-2}mL 之后,随着照明的增加视力迅速增加,待到 10^{2}mL, 视力达到最高值,即使继续增加照明,视力亦无变化。

图中 S 形的视力曲线充分地说明其中视网膜两种类型的光感受器,即杆体细胞和锥体细胞功能的表现。一种在非常低的照明条件下发现的作用,即前者;另一种只有在较强的照明下才起作用,即后者。

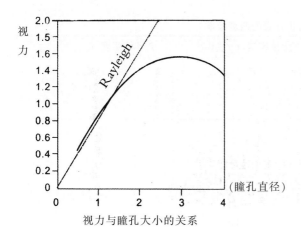

图 1-29　视力与瞳孔大小的关系

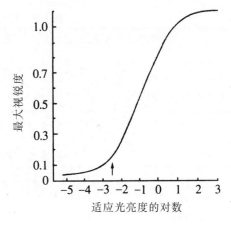

图 1-30　视力与环境亮度的关系

从图中还看到照明从 10^{-2}mL 增加到 10^4mL，视力大约由 0.2 提高到 2.0，增加了 10 倍。可见视觉环境的照明情况与视力有密切关系。

Lythgoe 曾做过这样的实验，令受试者坐在一个可以控制其照明强度的暗箱中，通过箱上开孔观看箱外的视标时，结果当眼处于暗适应状态时，即使视标的照明已达到锥体细胞视力需要的强度，但所测出的视力并不能达到最佳状态，这是为什么？实验证明：当被试眼应该从暗适应经过半暗适应的过程再改变为明适应时，视力逐步提高才可测出最佳视力。

笔者在照明领域的资料中获悉，视觉从暗适应到明适应的过程中，其中半暗适应为中间视觉。在户外环境中，人的视觉通常有三种，即明视觉、暗视觉和中间视觉。但从明视觉到暗视觉的适应时间较长。一般而言，夜景的人工照明都处于中间视觉（中间适应）和暗视觉条件下。所以在夜景中如果明视觉区域附近出现低照度、低亮度的区域，就会形成了光照死角，这就是人们常说的"灯下黑"现象。

综上所述，可见视网膜照度在视觉卫生、视光保健、眼科临床等方面均有重要的指导意义，同时在研究视网膜清晰成像方面也具有理论价值，因此根据夜晚观察者的行进速度制定的照度标准（表 1-5、1-6）是人身安全和交通安全的保证。

4.视觉适应

最小照度的规定是保证夜晚安全性的重要方法，必要的水平照度能保证辨识地面的障碍物，必要的垂直照度能保证辨识方向的标志，而必要的半柱照度能够保证辨识行人的面部特征。

四、生活、学习、工作中的照明光环境

在我们生活领域诸多要素中，照明光环境是一个重要的环境因素。无论是学习、工作、休闲，还是竞技体育等；也无论是白

表 1-5　针对步行者的照度标准

	平均水平照度(E_{Have},lx)	最小水平照度(E_{Hmin},lx)	小半柱照度(E_{Scave},lx)
居住区公园	5	2	2
城市中心	10	3	3
拱廊和走廊	10	5	10

表 1-6　针对车行者的照度标准

	平均水平照度(E_{Have},lx)	照度均匀度(U_E)
主干路交汇	30/50	0.4
次干路交汇	20/30	0.4
支路的交汇	15/20	0.4

天还是夜晚,总之,照明光环境与人类活动息息相关。

(一) 关于照明光环境主要涉及照度、亮度、眩光等方面

1.高强亮度、照度均会产生眩光

太阳光是最大、最重要的光源,其发光的亮度为 16×10^8 cd/m²,而照明强度可达 8 万~10 万 lx,最强可高度 14 万 lx。这种光照下不适宜进行任何作业面下的工作、学习,因为它大大超出了标准光照度 800~1000 倍之多。其中太阳光谱中红外线、紫外线等有害光线也会伤及眼睛,产生眩光。为减少这类强光射入眼内,伤及视网膜,眼睛本能的会使瞳孔缩小,造成视网膜成像不清;为了看清图像物体,必定加强调节,造成视力疲劳,久而久之导致近视的发生和发展。

2.照明环境低暗不适宜工作

前面已述,距离与照度的关系(图 1-10)。在同一光源下,物体的照度与物体到光源距离的平方成反比。物体距离光源越远,物体表面的照度越低,视力分辨力也随之降低。为了适应看近物体的需要,眼睛也会离物体(阅读面)很近,尤其是儿童眼睛的调节力很强,对近距离看书、学习有较高的适应力。

我们经常看到小学生写字时离书本很近(不足 10cm),甚至嘴角与笔尖相贴,这样需要+12D~+14D 的调节。如果长时间使用这样高的调节力,没有充分的剩余调节力,必然会使睫状肌处于过度紧张状态,久之导致睫状肌痉挛,这样即使看远时,睫状肌也不能正常放松,这时再加上照明光线的不足,写字的书桌面上水平照度值不能满足儿童视觉发育的需要,致使中心视力下降,最终会发生近视。

还有一种情况就是利用路灯的光线做精细的事情,因此利用路灯的光线看书、学习、写作业对眼睛是有害的。路灯看起来比较亮,但悬挂较高。如果路灯本来照度为 1000lx,灯到地面的距离大约 8 m,那么到达地面上的照度只剩下 1/64(从 1000lx 变为 16lx)了。再加上灯泡本身发光时,有一部分光线向上或四周发射而被灯罩扩散,其余的光通量也因透过空气层和消失在周围的环境中而减低,实际上到书本上的光照度已经大打折扣,仅剩下 10lx。应提醒家长、老师予以重视。

3.照度的均匀度

照度的均匀度是指工作面最小照度与平均照度之比,是影响照明质量的重要因素之一,其值低时引起疲劳。例如,当照度均匀度下降,由 0.93 下降到 0.17 时,其视力疲劳发生率可由 2%升高到 5%。又如乘车或躺下看书时,很难保持照度的稳定,会使照明光线出现一时明、一时暗,或一处明、一处暗,使得眼睛时时加以调节,频繁的使瞳孔开大缩小来适应忽明忽暗的变化,这样人眼造成视力疲劳,使工作、学习难以持久,从而会加重近视的发生、发展。

此外,不同视功能级别作业类型,因年龄不同要求照度水平也有差异,如儿童的视功能水平低于青年人,所以要求照度高

些。同样因患某种疾病,如高度近视、视神经疾患等也要提高照明的强度,而白化病、无虹膜等眼病患者则喜欢暗光,要求低照度(表1-7)总之,过高过低的照度或亮度都会降低视觉效果,尤其是对青少年来说,适宜的照明,对保护视力,预防近视的发生和发展尤为重要。

表1-7　不同眼病所需不同照度参考值

低照度≤100lx	高照度>500lx
白化病	视神经萎缩
先天性无虹膜	青光眼
白内障(后囊下混浊)	视网膜色素变性
角膜中央混浊	高度近视
全色盲	黄斑病变

(二)关于中小学教室的照明

教室的照明应充分考虑对学生视力的保护,营造良好的光环境。符合视觉功效、视觉安全和视觉舒适等要求。据调查,我国某市中小学随机抽样教室的照度情况不够达标。

我国中小学教室一般标准是9m×6.6m,按以往的施工图设计,教室内装有6只JIZ型40W荧光灯,是不可能达到《中小学校建筑设计规范》中照度标准值的要求。再从人为的因素上看,如灯具破损未及时加以修补,施工时随意减少教室内的灯具,或将双管灯改为单管灯,各个有关部门协调不到位,往往不考虑阴天教室照明的需要,以及片面认为小学生没有晚自习,没有必要设置过多的灯具,凡此种种,导致中小学教室的实际照明低于国家设计规范中的照度

标准值。特别是贫困和不发达地区的一些中小学的教室照度更难以达标。

从光源上分析,中小学教室仍有一部分采用光效低,寿命短的粗管径(38mm)40W的T12荧光灯灯具,中小学教室多采用带反射罩的简式荧光灯,也有少数采用无反射罩的裸灯,而导致照度不均匀或产生眩光等。

我国民用建筑照明设计标准中照度标准值与发达国家有较大差距。室内照明(办公室、会议室等),发达国家照明设计标准的照度一般为300~750lx,而我国为100~200lx。中小学教室也是参考此标准。早在1987年我国卫生部发布实施的《中小学校采光和照明卫生标准》及国家计划委员会1988年批准发布的《中小学校建筑设计规范》中规定教室的平均照度标准为150lx,而国际照明委员会和国际标准化组织(CET/TC3-21和ISO/TC159/SC5-WG2)制定的《室内工作场所照明标准》及最新实施的《建筑照明设计标准》中,教室平均照度推荐值为300lx,夜校教室500lx,黑板500lx,我国照明设计标准远低于国际标准。中国与国际照明委员会、北美照明学会、日本教室照度标准比较(表1-8)。

表1-8　中国与国际照明学会 CIE 北美照明学会(IESNA)日本教室照度

照度标准或推荐值	平均照度(lx)
中国(GBJ99-86)	150~200
CIE(S008-2002)	300~500
IESNA 2000	500
日本(JZS29110-1979)	200~500~750

为了使中小学教室照度达到视觉功效、安全、舒适的要求和目的，必须保证教室光环中的照明数量和质量的指标，如照度、均匀度、色温、显色指数，保证眩光限制以及安全性等参数达标，为此有以下几点建议：

①教室中黑板照度的要求应不低于500lx，在 40m 长的黑板上采用非对称配光型的斜照型荧光灯（斜配光分布），照明的均匀度（计算方法是最小照度与平均照度之比）应≥0.7，这样能防止或限制眩光的产生。

②学生课桌面上的照度要求不低于300lx，采用三基色荧光灯和配光合型灯具，空间亮度力求合理，以提高桌面上的清晰度。同时增加照明的舒适感。

③光源显色指数 Ra≥80，色温宜用中间色 3300~5300K。使用"3C"认证的环保、节能、无频闪的绿色照明器材。

④关于灯具的频闪问题，简易的解决方法是将同一教室的不同灯具分为三组三个回路，采用三相光源的三个不同相供电，相当于将电压正弦波叠加，致使光通量也进行叠加，使频闪问题得到一定程度的限制。不过，这样会增加管线和投资，给施工及维修造成不便。关于荧光灯的频闪性往往被人们忽略，专家认为对青少年的视力是有影响的。荧光灯是一种气体放电灯，随着 50Hz 交流电压的正弦周期交变，其光通电也相应发生周期性变化。这种频率的闪烁虽难以被肉眼所分辨，但当用灯光照旋转物体时，就会明显地反映出来，致使眼睛产生物体正转、停转甚至倒转的错觉。特别是当供电电压过低、周率不稳、灯管老化等，这种闪烁现象更为明显，这样极易导致视觉疲劳，使正在成长发育中的青少年容易发生及发展近视。

学生在家，书房（写字看书）的照度要求是一般如用 8W 荧光灯作为台灯局部照（距离桌面 7 寸至 1 市尺），再加上一支 20~40W 荧光灯离地面 2 米作为全室（屋）的整体照明光源较为适宜，不要单纯用一支台灯，而周围的背景全是黑的;这样易造成视力疲劳而导致近视发生。一支 8W 荧光灯下的照度为 450lx,一支 15W 白炽灯下的照度为 150lx。照明专家认为书写台灯最好采用白炽灯（平时所说的灯泡），因为荧光灯（管灯）有一定反射眩光，同时镇流器的感应波即频闪会造成视力疲劳影响视觉健康。

经科学实验不断探讨适宜的照明标准，发现在 500~600lx 照度水平时，生理负担最轻;低于此照度水平，生理负荷增高;超过这个水平，生理负荷加重。如果灯具安装得不够合理或采取裸灯（无灯罩）照明，无疑会产生刺眼的眩光，而引起调节紧张，最后导致近视。

随着我国国民经济和文化教育事业的发展，改善和提高中小学校教室照明标准值已迫在眉睫。我国新修订的建筑照明设计标准即将出台，将与国际照明委员会（CIE）和国际标准化组织推荐值靠拢。

总之，儿童近视眼的发生与多种因素有关。一般来讲，除了小部分近视眼的发生与遗传因素有关外，大部分都是属于后天性近视眼，且与环境因素有关联。如长时间从事近距离工作,不正确的书写姿势等,还有些儿童偏食、营养不良、贫血、维生素及钙、锗、铬等微量元素的缺乏,体质弱等都易发生近视。此外,近年来有关近视的发生与照明光环境的关系逐渐引起了科学工作者的关注,并且已提到议事日程上来。

(三)医院照度标准

医院的照度内容繁杂,既要满足医疗及其各种设备的要求,又要考虑病人及工作人员对环境的感觉,力求做到和谐、舒适。

参照《民用建筑电气设计规范》(JGJ/T16—92)的医院照度标准,根据目前医院房间舒适型、适用型、家庭化、以人为本的方向发展,需要进行照明设计。

(四)关于家居的照明光环境

家居是我们生活的重要场所,以下是起居室四种光环境下的绿色照明的照度设计参考值。

根据实验绘出四种照明光环境下视觉舒适度随照明的变化曲线,视觉舒适感不是照度越高越好,当照度达到一定值后,视觉舒适度会随着照度的增加而降低。此照度值既消除了生理上的不适感,又能兼顾

表 1-9　我国及各发达国家各部门推荐照度值

		法国	德国	英国	美国	日本	中国
病房	一般	70	80~120	150	150	100~200	
	床头	300	200	30~50,阅读 150	320		
	傍晚	15	5~20	5	22		15~30
	深夜			0.1	5~15	1~2	
手术	一般	500~3000	1000	400	2200	750~1500	100~200
手术野	特别	特别	2 万~10 万	特别	26900	2 万以上	2000~1 万
检查	一般	500	500~1000	500	540	200~500	75~150
	局部		1000 以上		1100	750~1500	200~500
护理	一般		80~500	30~50	320		75~150
	局部		1000	400	1100		夜间 30
观察	一般	500	500	300	540	300~750	75~150
处置室	局部	500	1000	500	1100		200~500
走廊	白天		250	300			15
	夜晚	>0	30	150~200	32	50~100	5~15
	深夜			5~10		1~2	5

表 1-10　起居室一般情况光环境视觉舒适度与照度的关系

照度(lx)	50	60	75	100	150
暖色调视觉舒适度(%)	26	30	49	89	77
冷色调视觉舒适度(%)	26	27	30	60	77

表 1-11 起居室会见客人光环境视觉舒适度与照度的关系

照度(lx)	100	130	150	200	300
暖色调视觉舒适度(%)	27	41	50	90	80
冷色调视觉舒适度(%)	10	21	30	60	85

心理需要,从而满足视觉健康,尤其是对于长期从事室内办公的工作人员。

通过实验得出四种光环境下绿色照明的照度范围:

①暖色调下起居室一般情况下光环境为 $95lx \leq E \leq 147lx$。

②色调下起居室一般情况下光环境为 $105lx \leq E \leq 155lx$。

③暖色调下会客厅光环境为 $205lx \leq E \leq 290lx$。

④冷色调下会客厅光环境为 $220lx \leq E \leq 300lx$。

五、照明知识小常识

(一)不同灯具(光源)亮度各异

1. 太阳光亮度均为 $16×10^8$ cd/m²,荧光灯管的亮度约为 10^4 cd/m²,白炽灯的亮度为 $200×10^4 \sim 7500×10^4$ cd/m²。

2. 通常将外界物体视为任何方向的亮度都相等,则该亮度与物体的照度(lx)和反射率的关系为:亮度(L)=(照度 E×反射率 p)/π,所以视网膜的照度也可以用照度 E、反射率 p 计算: Er=(EPS)/π

例如,所视物表面上的照度为 200lx,其反射率为 7.5%,瞳孔半径为 1.5mm 时,其视网膜成像的照度是:(200×0.75×2.25× 3.14)/3.14=337Td。

100lx 的照度,照射在均匀漫反射的白色墙壁上,其亮度约为 25 cd/m²,亮度除和照度有关外,而和接受面的反射系数有关,如一白纸的反射系数是 80%,亮度也只有 80%。若接受面倾斜,即亮度亦改变。这在临床屈光学上也是很有用的价值。

3. 100W 普通灯泡在每单位立体角内约发出 1640 cd/m²,故普通灯泡每瓦发出的亮度16~20 cd/m²。

4. 40W 的日光灯管约发出 2500 cd/m²,故日光灯管每瓦约发出 60 cd/m²。

5. 白炽灯 100W 灯泡距离在 1.5m 时其亮度约 5 毫朗巴,离灯 38cm 时离度约 50 毫朗巴,离灯 30cm 时约为 200 毫朗巴。

(二)介绍视力表及广告牌等照度及亮度值

1. 眼科应用的视力表照度 300~500lx;灯箱内透光亮度 720 cd/m²。

2. 广告牌最大亮度值不得大于 1000 cd/m²。

(1)2m² 广告牌最大亮度值不得大于 800 cd/m²。

(2)10m² 广告牌最大亮度值不得大于 600 cd/m²。

(3)对于任何更大面积的广告牌,最大亮度值不得大于 400 cd/m²。

3.适宜的阅读亮度为10~100毫朗巴。

随着人们生活水平的提高，物质的丰富，提倡文明和谐的社会发展，提倡绿色照明、以人为本的基本原则，需要保证视觉舒适度。

(三)关于冷光源光环境对视觉健康的探讨

我们习惯了传统的暖色调的泛有黄光的白炽灯，关于 LED 灯发出的光是"冷冷"的白光，眼睛是否习惯，是否影响视觉健康？

复旦大学视光学中心周行涛教授曾解释，在同样照度下，偏爱黄光并不代表黄光比白光更有利于视力。他对不同色温的光对视力的影响进行了研究，结果显示，两者并没有明显区别。而 2011 年 11 月国际照明论坛上，重庆大学建筑城市规划学院的黄海静博士关于"不同光色教室照明环境下的视觉功效研究"报告显示在三种色温 2700K、4000K、6500K 荧光灯下视觉作业绩效结果：在标准规定的 300lx 照度下，学生在中间色温(4000K)荧光灯照明的条件下，学习最轻松，学习效率高。

因此在合适的色觉环境中，冷光源(白光)工作、学习对视觉健康是有利的。我们在阅读书写时，室内除了书桌上左前方有台灯(局部照明)外，天花板上还应该有整体照明灯具。

(四)窗户大小影响照明光环境 - 影响心情

室内亮度不仅会调节睡眠，还影响人的心情和工作效率。美国一项新研究发现，居室窗户大、光照足，能让人警觉度增倍，心情更兴奋、精力更充沛。

牛津大学神经科学家卢俊·福斯特博士表示，多项研究发现，阳光与欣快激素血清素的释放之间存在紧密关联。高楼林立的城市，拥挤得房屋、狭窄的楼间距有较多居室和办公室存在光照不足问题，这会直接影响到人体生物钟的调节，影响幸福感和睡眠质量，造成部分人睡醒后依然疲乏，工作时浑身无力。

新的研究发现，如今高楼林立的大城市比比皆是，拥挤的房屋之间狭窄的空隙光线透入不足 5%，即使开着灯，也远远达不到自然光照效果。因此，研究者建议，无论是居家、办公室还是学校等，都应尽量让窗户更大些，尤其是学习及办公座位应尽量靠近窗户，以便有机会汲取更多的阳光。

六、未来我国的照明——LED

从 2011 年 11 月 16 日《世界照明时报》国际视野栏目获悉：目前国家发改委淘汰白炽灯(以往普通的灯泡——笔者注)的线路图。计划如下：

2012 年 10 月 1 日起禁止进口和销售 100W 以上的普通白炽灯。

2014 年 10 月 1 日起禁止进口和销售 60W 以上的普通白炽灯。

2016 年 10 月 1 日起禁止进口和销售 15W 以上的普通白炽灯。

我国淘汰的白炽灯意在节能环保，提倡经济适用的绿色照明。节能灯属于荧光灯的一种，它通过紫外线刺激灯管内壁的荧光粉涂层来表达到发光的目的，相比白炽灯在同样照度下，热损耗要少得多，使用寿命可长达 4~6 倍。

目前推广应用的 LED 冷光源照明灯具。LED 英文全称 Light Emitting Diode，中文学名"发光二极管"。它的先进性在于它不靠热度发光，而是靠半导体材料电子跃迁现象发光，因此能量使用效率高，理论值可达 90%。LED 半导体照明是未来照明的发展方向，是进入 21 世纪的绿色照明光源。它不仅最绚丽，而且高效节能、环保、寿命长。

LED 与前面介绍的普通灯箱视力表所用的日光灯（也包括常用的白炽灯）比较，有以下特点：

（1）发光效率高

LED 的电转化率达 90% 以上，日光灯约 50~70 流明/瓦，白炽灯约 10~20 流明/瓦，而 LED 可高达 200 流明/瓦。

（2）寿命长

日光灯寿命可用 1 万个小时，白炽灯一般在 1000 个小时，而 LED 可达 2~10 万个小时。

（3）安全、节能

LED 使用低电压电源，电压在 6~24 伏间，适用于各个领域，如公共场所、家居室内、小楼道、卫生间等需长明灯之处的照明，既省电又安全。

同样亮度 LED 照明的电能消耗仅为白炽灯的八分之一，据 2011 年我国耗电估计在 3225 亿度以上，假如有三分之一以上的照明改用 LED，那么一年可节电近 1000 亿度，节省标准煤 1229 万吨，减少二氧化碳排放约 3473 吨。

（4）环保、无电磁污染

日光灯含有汞蒸气，是有毒的。而 LED 基本不含有毒物质，主要成分是氮化钾等化合物及少量稀土。

但目前 LED 价格较高，可高达数百元。随着新材料的发掘和工艺的进步，市场化的推广，国家出台针对 LED 企业的扶持政策，有望"十二五"末期全面推广应用，即将覆盖各个领域。有灯，即是"LED"。

LED 直接将电转化为光，是先进光源的出现，是继火把、蜡烛、煤油灯、白炽灯、日光灯之后的第四次人类照明光源的革命，具有划时代的伟大意义。

附：关于 LED 光源的安全性和光生物效应

LED 灯是继白炽灯、日光灯及节能灯之后的一种新型光源（见本章六、未来我国的照明——LED），由于其具有极高的发光效率，在照明领域得到快速发展。随着人们对光生物效应领域的不断研究，发现 LED 由于其独特的光谱特性和所含蓝光成分，能够对人体的激素分泌和生理节律调节产生作用。因此，具有特定功能的 LED 产品逐渐在生物、医学领域崭露头角，如治疗抑郁症等，来提高工作学习效率。但过量 LED 辐射会对眼睛视网膜造成永久的不可逆损伤。

在 LED 家族中，除了有红光，绿光，还有蓝光。就是蓝光（蓝光 LED 最为重要，也最为基本）在光谱中波长 400~500nm 之间的光源称之为蓝光。蓝光的波长短，频率

高，市面上所见到的 LED 色温从 2700~
6500K，甚至更高。图 1-31 是实测的各色
温 LED 的光谱能量分布。从图中可以看
出，由于蓝光激发各色温 LED 在 400~
500nm 蓝光区间形成了一个陡峭的峰值，
色温越高，白光越亮，蓝光的能量也就越
大。自然界白天的变化正好代表了发光体
的色温变化(图 1-32)。

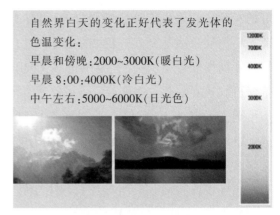

自然界白天的变化正好代表了发光体的
色温变化：
早晨和傍晚：2000~3000K(暖白光)
早晨 8:00：4000K(冷白光)
中午左右：5000~6000K(日光色)

图 1-32   白天色温的变化

1.蓝光对人眼的危害

人眼视网膜是接收光的感光膜，由
LED 光谱能量图分布可知，在 400~500nm
蓝光区域产生陡峭的峰值，如果光源中的
400~500nm 蓝光波段能量过高，眼睛长时间
直射光源后，会引起视网膜黄斑部的光化学
损伤。这主要是蓝光直接与视觉感光细胞中
的色素上皮细胞(RPE 细胞)中的脂褐素反
应所引发的损伤。这些化学反应产生大量具
有细胞毒性的自由基，破坏了视网膜感光
细胞的正常生长与工作，严重时会致盲。

2. LED 对人体的光化学效应

自从有了人造光源，人类可以自主地

决定自己的作息时间，照明使我们摆脱了
黑暗的限制和束缚。随着科技的发展，光的
贡献渗透到人们生活的各个领域。同时对
光的要求也不再限于亮度，而是对于光对
人体健康和生活质量的影响的要求更加苛
刻，于是加大了对光的生物效应研究。这是
包括蓝光的生物效应的研究。

研究光对人眼的影响时，关注最多的
是视网膜上的两种感光细胞，即锥体 cell
和杆体 cell。如前所述，分别在明视觉和暗
视觉时起作用。如图 1-26 所述锥体 cell 对
波长 555nm 的光最敏感，而杆体 cell 最大
灵敏度发生在 507nm。这些就是我们通常
所认识的光对视觉系统的功效。

最近由美国 Brown 大学的 David
Berson 教授发现，光生物效应来自于一种新
的感光细胞：就是国内称之为司辰视觉。它
的最大灵敏度在播出 460nm 附近，即蓝光
所对应的波长区域(图 1-33)。它能直接作
用于下丘脑的松果体，影响着人体的生物
节律和激素分泌。

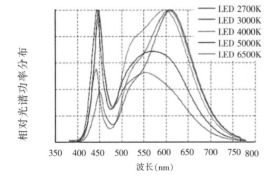

相对光谱功率分布

LED 2700K
LED 3000K
LED 4000K
LED 5000K
LED 6500K

350 400 450 500 550 600 650 700 750 800
波长(nm)

图 1-31   不同色温 LED 光谱能量分布(见彩图)

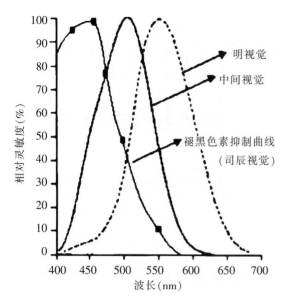

图 1-33　3 类视觉效应的光谱灵敏度分布

现代人快节奏的生活，工作时间变得不规律，给人体带来不适，会降低工作效率，甚至影响正常的生理周期，导致神经衰弱等疾病，医疗上应用蓝光照明达到刺激视网膜上的神经节细胞，使体内皮质醇的浓度增高，并抑制黑色素的分泌，来改变原来的不适状态。但过量的热辐射会引起生物钟的偏高，所以 LED 对人体光生物效应的作用一定要结合安全性的正确评价，与它的光生物效应相互促进，相辅相成。

3.蓝光的司辰视觉影响

（1）司辰视觉

我们一直认为人类眼睛的视网膜上只有两种感光细胞起着视觉作用，即锥体细胞和杆体细胞。直到 David 发现了第三类感光细胞即司辰细胞，才找到让人们疑惑很久的光如何通过视网膜作用 SCN 产生光生物效应的"丢失的链接"。

司辰视觉（cirtopic）是蓝光波段在 450nm 左右。正如与人体的司辰视觉最相关，它有较强的抑制人体分泌褪黑色素的能力（图 1-34）。下面是相同色温灯的光谱对比：

在图 1-35 中：图 a 和图 c 的冷色调（高色温）对比：LED 灯色温低 1000K；

图 b 和图 d 的暖色调（低色温）对比：LED 灯色温高 300K。

因而采用红、绿、蓝三色（RGB）方式组成的 LED 照明等其显色指数可>95，在画图室中照明效果明显优于三基色荧光灯。

符合自然规律的照明光色才是正确的绿色照明。

科学证明，无论是自然界的 7 色光还

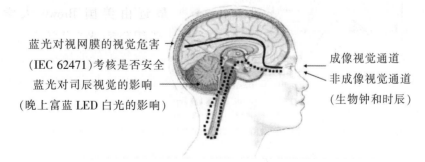

图 1-34　人脑分泌褪黑色素示意图

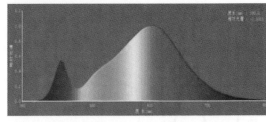

(a)

(b)

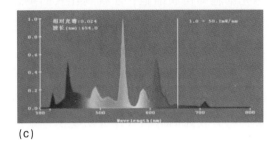

(c)

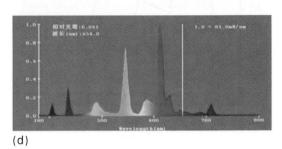

(d)

图1-35 (a)LED灯,色温:5000K,显色指数:79.2,红色比:18.0%;绿色比:78.5%;蓝色比:3.5%。(b) LED 灯,色温:3000K,显色指数:87.2,红色比:24.1%;绿色比:73.7%;蓝色比:2.2%。(c)CFL灯,色温:6000K,显色指数:84.3,红色比:17.8%;绿色比:76.2%;蓝色比:6.0%。(d)CFL灯,色温:2700K,显色指数:86.4,红色比:32.9%;绿色比:64.1%;蓝色比:3.0%。(见彩图)

是人工合成的三基色(RGB)光,蓝光都占有相当重要的位置,没有蓝光就没有白光。白光的形成是因蓝光光子能量高,用它可以激发荧光。一般用蓝光 LED 产生的蓝光打在荧光粉上产生黄光。黄光被蓝光激发出来以后,它们一起从 LED 里射出,人眼会感到好像是看到了白光,实际上这是蓝与黄两种颜色混合在一起的复合光。

从图1-31实测的各色温 LED 的光谱能量分布可以看出,由于蓝光激发各色温 LED 在 400~500nm 蓝光之间形成的陡峭峰值。色温越高,白光亮度越强,蓝光能量也越大,产生的危害越强,提醒人们警惕蓝光过强的辐射。由此可以看出 LED 对人体光生物效应的作用,因此结合安全性考虑并采取科学适当的应用方式是非常必要的。

(2)LED 的光安全性评定

目前,国际上有关 LED 安全性的标准有 CIES009/E:2002 和 IEC60825。我国现行 GB/T20145-2006《灯和灯系统的光生物安全性》即是采用的 CIE 标准。该标准对 LED 造成的人眼光化学危害、视网膜蓝光光化学损伤的曝辐限值做出了规定(图1-36)。

对于曝辐限值的确定,标准中规定光源的光谱辐亮度与蓝光危害函数 B（λ)加权积分后的能量,即蓝光加权辐亮度 L 不应该超过如下限值见式1、式2。

蓝光

$$L_B \cdot t = \sum_{300}^{200} \sum_{t} L_\lambda(\lambda, t) \cdot B(\lambda) \cdot \Delta t \cdot \Delta \lambda \leqslant 10^5 \qquad (\mathrm{J \cdot m^{-2} \cdot sr^{-1}}) \quad (t \leqslant 10^4 \mathrm{s}) \qquad 式 1$$

$$L_B = \sum_{300}^{200} L_\lambda \cdot B(\lambda) \cdot \Delta \lambda \leqslant 100 \qquad (\mathrm{W \cdot m^{-2} \cdot sr^{-1}}) \quad (t > 10^4 \mathrm{s}) \qquad 式 2$$

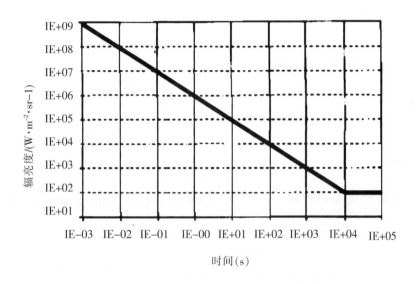

图 1-36　恒曝辐的加权辐亮度对时间的曝辐限值

第 2 章

眼球光学基本知识

一、眼的进化学说及屈光系统演化形成

(一)眼的进化学说

1. 眼的进化加速生物进化的步伐

大约在 5.43 亿年前，寒武纪刚刚开始，眼睛首次出现在一种叫来德利基虫的三叶虫身上，也就是三叶虫上长出了地球生物的第一只眼睛，是最原始的视觉器官(图 2-1)。这种眼睛由感光细胞组成的感光斑(眼点)进化而来，应该不能称其为眼

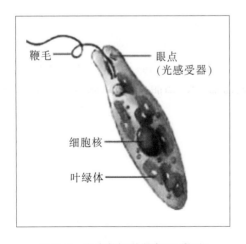

图 2-1　眼虫的视觉器官(见彩图)

睛，充其量是一个"感光器"，其功能是避免受到来自其他方向光的照射。当有光照射在这个感光器时，鞭毛的螺旋运动就要发生变化，致使三叶虫向光源方向前进。

在不断的进化过程中，又出现类似现在的昆虫复眼(图 2-2)。复眼指包含数个至上万个小眼，紧密排列而成，其直径一般长几十至数百微米，每个小眼的视轴基本与角膜表面垂直，相邻小眼之间视轴常有 1~2 度的夹角，因此可接受立体信息。由此笔者想到一种未出世的蜂房式助视器可增进患者的视野。

但据考证说在 5 亿多年前的三叶虫祖先根本没有这一原始的视觉器官。奇怪的是，从以往的化石记录来看，眼睛的出现似乎是个突变事件，那么，在这神奇的 100 万年里到底发生了什么？如此复杂的眼睛是怎样突然间进化完成的，这一直是人们不得而知的迷。

5 亿多年前的一些生物体只有感光细胞，但眼睛不仅要感知光线，还需要一个能聚焦光线形成图像的晶状体才行。一旦进化有了晶状体，生物的视觉效果就产生飞跃，从 1% 骤然上升到 100%。瑞典兰德大学的丹·埃里克等科学家经过精确的计算后

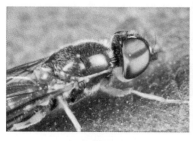
螳螂的复眼

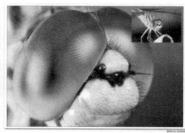
蜻蜓的复眼

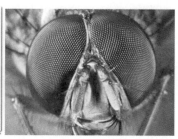
苍蝇的复眼

图 2-2 昆虫的复眼

认为，从感光细胞进化到复杂的眼睛需要 50 万年的时间。

值得一提的是，眼睛的出现是生物界进化不可磨灭的一大亮点，因为它彻底改变了生命活动的许多规则。在眼睛出现之前，生物的形态是温和、驯服的，眼睛的出现则意味着一个充满残酷竞争的世界拉开了序幕。眼睛使许多动物成为主动的猎食者，这在很大程度上大大加快了生物进化的步伐。

遗憾的是，眼睛至今在生物界也不是非常普遍的现象，在 37 个门类的多细胞动物中，仅有 6 个门类进化出眼睛。这 6 个门类包括人类、脊椎动物、节肢动物、软体动物等，是地球上数量最多、分布最广，也是进化最为成功的几大种类。

2. 眼睛是五官之首

人和动物的身体上都有感觉器官，诸如：眼睛、耳朵、鼻子、舌头和皮肤等。它们就像侦察兵一样，终身伴随着我们的工作、学习和生活，而这些"侦察兵"中，眼睛（视觉器官）是最灵敏的重中之重的器官，它素有"心灵之窗"美称。心灵是眼神之源，眼睛是人体中无法掩盖情感的焦点。

《人体秘语》作者莫里斯对人类的"眼睛"下这样的定义——它直径大约 2.5cm，但却像是从石器时代以来就有的最复杂的电视摄影机，即使是一瞬即逝的眼神也能发射出千万个信息，表达丰富的情感和意向，泄露心底深处的秘密。所以眼球的自由转动，眼皮（睑）的张合（启闭），视线的转移速度及方向，眼与头部的紧密配合，所产生的奇妙复杂的眉目密语，都在时时传递着情感信息，进行着交流。

古代孟子认为，观察人的眼睛，可以知其善恶。他说："存乎人者，莫良于眸子，眸子不能掩其恶，胸中正，则眸子瞭焉，胸中不正，则眸子眊焉，听其言也观其眸子，人焉庚哉。"这说明，人的心底是善是恶，都能从无法掩盖的眼神里显示出来。所以通过眼睛这扇心灵之窗，不但一览无余观察到色彩缤纷的大千世界，还能洞察出人的内心奥秘，表达人的意愿、思想及感情。真可谓具有无与伦比的心理接触力和非同寻常的表现力，举目投眼总关情，的确，眼睛在人类的交往与接触中起着非常重要的作用。"画龙必点睛"也足以说明了眼睛的微妙。

现代研究发现：瞳孔的变化是人不能自主控制的,而瞳孔的放大和收缩,真实地反映着复杂多变的心理活动。若一个人感到愉悦、喜爱、兴奋时,他的瞳孔能扩大到比平常大四倍;相反的,遇到生气、讨厌、消极的心情时,则瞳孔会收缩得很小;如正好对所看到的物体漠不关心或感到无聊等,则瞳孔不起变化。

3. 眼与其他学科联系密切

在医学领域内,眼科医学与其他学科的联系也是十分广泛和密切的。诸如查眼底来了解全身血管的改变(图2-3),如动脉硬化(人身血管的改变,肉眼是不可分辨的,只能通过查眼底方可知晓);通过查眼底还能发现糖尿病及肾病,为内分泌科及泌尿科提供可靠的诊断依据及病变程度;此外,妇产科、脑系科、神经科等也经常请眼科会诊,查眼底借以了解病情的发展变化及预后情况。总之,眼底血管是全身血管的缩影,有人称眼睛神乎其神,妙哉!

(二)眼屈光系统的演化与形成

1. 眼睛是光的感受器官

眼睛是光的感受器官,是光最大的接收者,眼的发生、进化与光的存在是分不开的。尤其是太阳光与人眼关系最为密切。正如瓦维罗夫的《眼睛和太阳》描述的那样,太阳给地球表面提供了光和热,才使地球上有了生命。光即是物质就有重量,据计算,每秒钟地球表面大约接受2kg的光。从重量上看是微不足道的,但它却给地球上的一切生物带来了光明。对于视觉器官,光的作用非常伟大,特别是人类视觉是一切动物视功能进化的顶峰,因为人视觉最突出的是双眼视觉、立体视觉和视觉心理学等高级视功能。如果没有太阳的存在就不会有视觉器官的发生、演化及发展。

2. 光的折射产生屈光

光的折射(屈光):光在同一均匀、透明的介质中沿直线方向行进(传播),如果光

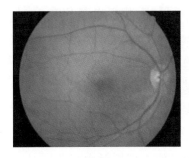
正常眼底

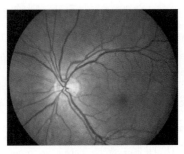
高血压眼底改变

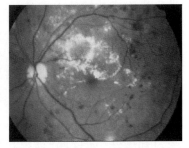
糖尿病视网膜病变

图2-3　眼底示意图(见彩图)

由一个介质射入另一个密度不同的介质时，在两个介质的交界处，除一部分被反射到第一介质中外，另一部分则透入第二介质中，并在两个介质的分界处突然改变其行进方向，这就是光的折射。

眼睛在进化初期只有感光细胞来感知光线，但沿直线传播，不能形成真正的视觉，能识别各种物体的存在，要想改变光线直线传播，必须使光线通过具有凸度的透明体可以发生折射才能形成焦点和物像，那么人眼为了适应光的这一特点，于是由角膜和晶状体等共同形成了一个约58.64D的高度凸透镜，这就是人眼的屈光系统。

人眼接受了直线传播的光线（目标），通过高度凸透体(镜)折射，相当于照像机的镜头，形成焦点和物像，这就是屈光系统的形成(图2-4)。

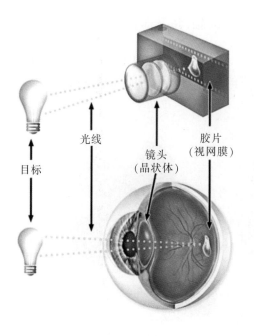

图2-4 成像示意图

上节谈到昆虫的复眼，是由若干个小眼紧密排列而成，每个小眼都有一个角膜、一个晶锥、3~11个小网膜细胞和许多色素细胞构成，那么角膜和晶锥两者合称晶锥体，这个结构也属于屈光装置。角膜呈平凸或双凸形，厚约30~50μm，是一种分层结构，各层折射率不同，相当一组组合透镜，可以消除像差，各层的折射率由内向外逐渐递减。

3. 眼的屈光概念

眼球的主要作用为屈光和感光，如前所述，屈光指的是折射，即光线从一种介质射入到另一种介质时要发生偏折的现象。

眼的屈光被定义为眼的屈光系统将外界物体成像于视网膜的功能。从光学角度小孔成像的道理上分析，视网膜上成的是倒立、缩小的实像，这与一般凸透镜所能成的像很相似。这一结论在1619年Schehner的实验中，将牛眼后极部的外面两层剥去，证实了视网膜上看到外界物体的确是倒立的。

那么我们在日常生活中所看到的万物怎么都是正立的呢？可以做如下解释：

从传导系统中，我们清楚地了解视网膜像经视路传导至视中枢，像仍是倒立的。但从婴儿出生时起，随着各种器官的发育，眼与大脑的功能也得以发展。通过手脚与外界物体接触，大脑根据感觉和经验，不断进行分析和判断，逐渐把倒像转过来变成正的像。然而这一过程是在不知不觉中进行的，还未等到儿童有记忆后就已经完成了，所以我们从未"感觉"到。

关于倒立像转为正立像，在1897年

Stratton 曾做了如下实验：

他应用一个 Kapler 倒像望远镜(图 2-5)(第 5 章助视器中叙述，Kapler 远用望远镜因加了三棱镜使倒立像转为正立像而在低视力患者中的应用)戴在自己的眼睛上，起初看到外界的物体都是倒立的，结果感到头晕目眩、寸步难行，需要手扶着身边物体才能慢慢移动，但经一段时间适应锻炼后，所看到的物体逐渐变成正立的了。再摘掉望远镜后，所有物体又都变成倒立的，但较短时间又恢复到未戴用望远镜之前的状态。这说明了不但像是倒立的，更重要的说明了视觉对经验和锻炼(训练)的依赖性。

二、眼球基本术语及光学特征与生理功能

我们在眼科临床使用的多种眼科检查仪器，如裂隙灯、眼底镜、同视机、验光检影镜等也是由透镜、反射镜、棱镜等构成的光学仪器，此不赘述。

眼球本身就是一个非常复杂的一整套高级透镜的组合，如屈光系统的角膜、房水、晶状体、玻璃体等组织，但它又受到高级神经网络系统控制。即光通过屈光系统后达到视网膜，产生神经冲动，经过视神经、视交叉、视束、视放射等，传至视觉中枢即大脑枕叶，形成视觉，这一过程称为传导系统。此外，还有遮光系统(巩膜、脉络膜等)、感光系统(视网膜的感光细胞)等。这是本章要叙述的内容(图 2-6)。

(一)眼球基本术语

1. 眼球的正面观

方位：面对被检者，分为上方、下方、鼻侧、颞侧(图 2-7)。

2. 眼球基本形态

眼球大致呈圆球形，其前后径、水平径和垂直径约为 24.0mm，重量约为 7.0g，容积约为 6.5mL，密度约为 1.077g/mL。

3. 眼的轴、角及赤道部

(1)眼轴(eye axis)：眼球的前方和后方的几何中心称为前极和后极，连接前极

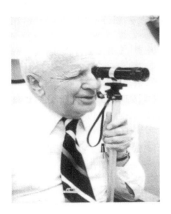
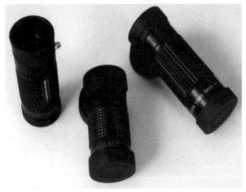

图 2-5　开普勒望远镜

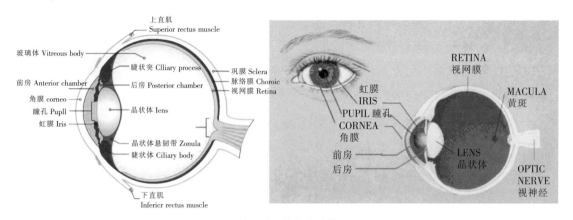

图 2-6　眼的示意图

和后极的轴线称为眼轴。与前极和后极距离相同的眼球轴线称为赤道部(图 2-8)。

(2)视轴(visual axis):视轴是表示视线方向的,即视网膜黄斑中心凹与结点连线的方向。双眼视轴交叉位置在眼前 45~50cm 处,因此调节状态约为 2D。在此点附近球差最小,是最容易形成双眼视的一点。

(3)光轴(optics axis):是光学上的对称轴,指角膜与晶状体前后表面曲率中心的连线。光轴在视网膜上的黄斑和视乳头之间穿过,眼的主点、结点与旋转中心均在光轴上。视轴与光轴并不重合,两轴相交成

5°角。瞳孔中心并不在光轴上,而是在光轴的鼻侧。

(4)注视线(fixation line):是过注视点与旋转中心的连线,也称固视线。

(5)旋转中心:眼球随意转动的轴心的位置称为眼球旋转中心。旋转中心距角膜后表面的距离约为 13mm。旋转中心的位置并不是固定不变的,它随着呼吸、调节及眼的屈光状态等因素而改变。

(6)α 角(angle alpha):光轴与视轴的夹角称为 α 角。

(7)γ 角(angle gamma):光轴与注视线间的夹角称为 γ 角。注视线在光轴的鼻侧

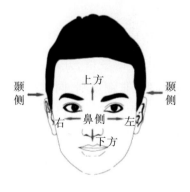

图 2-7　眼的方位

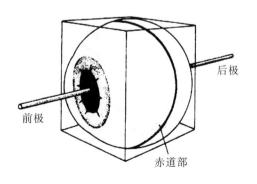

图 2-8　眼轴和赤道部

为正 γ 角,注视线在光轴的颞侧为负 γ 角。

(8)κ 角(angle kappa):注视点至角膜前极的连线与光轴的夹角称为 κ 角。由于 κ 角与 α 角很接近,且 κ 角较容易测量,故我们在临床及科研中常用 κ 角代替 α 角。

(2)~(8)见图 2-9。

(二)屈光系统的光学特性及生理功能

屈光系统包括角膜、房水、晶状体和玻璃体。

1. 角膜(cornea)

(1)角膜(图 2-10)是屈光系统的重要组成部分

角膜相当于照相机的镜头,是眼睛的玻璃窗户。靠近眼球最前面的部分,占纤维膜的 1/6,由上皮细胞层、前弹力层、实质层、后弹力层、内皮细胞层组成。其表面光滑,覆盖一层角膜不含血管和色素(营养主要来自于角膜缘血管和房水),无角化的上皮细胞,各层细胞及胶原纤维排列规整且折光指数一致,并且角膜内皮细胞的屏障功能使角膜保持相对的脱水状态,因此维持角膜的透明性。

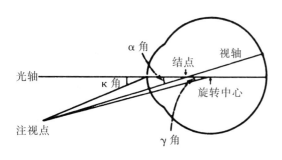

图 2-9 眼的轴和角

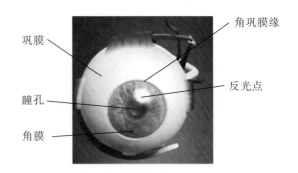

图 2-10 角膜示意图

实质层主要由胶原纤维组成,是最厚的一层;其胶原纤维走行方向均相同,整齐重叠排列,屈光指数和内皮层相同,可把 10% 的入射光线散射掉。并且损伤后不能再生,形成瘢痕组织。角膜为凹弦型透镜,其前面中央 1/3 的圆形区,屈光度最为规则称为光学区。眼睛总屈光力为 58.64D,角膜前表面的屈光力为 +48.8D,后表面为 -5.8D,总屈光力为 +43D,占总眼球屈光力的 70%。

(2)角膜的生理指标及功能

角膜前表面的曲率半径为 7.8mm,后表面为 6.8mm,基质折射率为 1.3454,胶原纤维折射率为 1.55,总体平价折射率为 1.3771,当这些数值改变时,即出现屈光不正。

其实实质层的胶原纤维与上皮细胞层纤维平行,共两百多条,并以 1/10 的光波长的间隔排列,非常规则,同样有助于维持角膜透明性。在光线入射以外的杂散光由于干涉作用而互相抵消,光线入射方向的强度则提高。

角膜横径平均值:男性约 11.4mm,女性约 10.95mm；垂直径男性 10.13mm，女性 10.08mm。由此可见，正常人中有 90% 左右都有或多或少的角膜生理性散光，这是正常的，不需矫正。直径小于 10mm 为小角膜；大于 13mm 为大角膜。

角膜厚度周边 1mm，中央 0.5~0.57mm，而近视眼的角膜更薄些。在中央区 4mm 直径的圆形区内，几乎成球形，其各点的曲率半径基本相同，因此在中央区以外的角膜各点曲率半径是相同的。

2. 前房和房水（图 2-11）

（1）前房（anterior chamber）

位于角膜的后面，虹膜的前面及晶状体的瞳孔区。在瞳孔区正常成人的前房轴深约 3.0~3.5mm，其深度随年龄增加而递减。远视眼前房可能较浅，而近视眼角膜与晶状体之间间隙有偏长的倾向。调节时，由于晶状体厚度增加并略向前移位，致前房变浅、屈光力增加。某些眼病，如闭角型青光眼则前房较浅。前房内充满着透明的房水，起着维持眼内压及营养角膜作用。一旦房水变混，则是病理的改变，如色素膜炎、青光眼等。

（2）房水（aqueous humour）

前房与后房充满房水，折射率为 1.3774，和玻璃体几乎相同。房水维持恒定的量和成分，除了保持正常眼内压外，还要维持正常角膜强度，保证实质层均匀一致的折射率，这些都对保持角膜正常光学性能至关重要。此外，为角膜、晶状体和玻璃体提供营养，并起到支持眼球壁和屈光的作用。同时还具有同泪膜相似的屈光率。

3. 晶状体（lens）

（1）晶状体结构与位置（图 2-11）

位于虹膜之后，玻璃体之前。富有弹性的透明体，好像双凸透镜，完全透明。晶状体可分为前后两面，前面的中心称前极，后面的中心称后极，两面交接的边缘称为赤道部，以晶状体和悬韧带为界分为前后房和玻璃体腔。直径约 10mm，厚约 4mm。厚度随年龄增加。晶状体前表面的曲率半径约 10mm，后表面的曲率半径约 6mm，屈光力约 19.00D。仅次于角膜居第二位。

晶状体靠连接晶状体赤道部与睫状体纤维组织的晶状体悬韧带，保持其位置。晶状体囊为一层弹性薄膜，各处薄厚

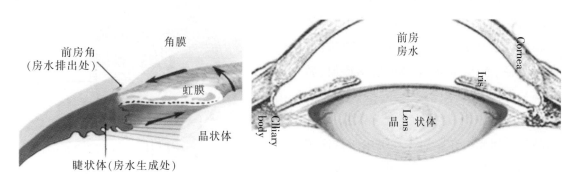

图 2-11　前房、房水、晶状体示意图

不一致,前囊较后囊厚些,周边较中央厚,前面距中心 3mm 处最厚,后面距赤道部 1mm 处最薄。

(2)关于晶状体的调节

晶状体皮质厚度随年龄而增加,到老年几乎占晶状体的 1/3 厚度左右。晶状体面的曲率也随年龄逐渐变平,折射率逐渐下降。用以中和核部的折射率增加而不发生远视。由于睫状肌的收缩和松弛,可随时改变晶状体的弯曲度,使物体能清晰地电成像于视网膜上,此种作用称为调节。但晶状体的调节与光学透镜不同,具有以下特点:

①它不具有均一折射率的结构,越向中心折射率越高,是一种多层次的薄膜结构,共约 2200 层,各层差异极小,在中心折射率变化较明显,像差减小,调节较容易。

②它富有弹性体,可流动能畸变,所以随调节晶状体前后曲率半径可随之改变。调节强时,前曲率半径可变为 5.6~6.5mm,后曲率半径变为 5.3mm 左右,就此而言,晶状体曲面应是一个非球面体,晶状体的倒散光矫正了角膜的正散光。

③在调节时,由于晶状体的变形,不仅核质的中心折射率发生变化,而且折射率的分布状态也发生了变化,因此屈光力也随之改变,此种情况称为囊内调节。在调节过程中晶状体屈光力增加按下列顺序:前曲率半径、囊内、晶状体总折射率增加、后曲率半径。

其中囊内调节约 4D,占总体约 30%。而晶状体屈光力在眼屈光系统中所占比例较低,而角膜则占 70%。原因在于,角膜暴露于空气中,接受的光线来自空气,空气

折射率为 1,而角膜为 1.3771,两者相差较大。而晶状体接受的光线来自于房水,两者折射率甚为接近。此外,还因角膜前表面曲率半径为 7.8mm,比晶状体前曲率半径 10mm 为小。

4. 玻璃体(vitreous body)

是充满眼球后 4/5 的空腔内,为无色透明胶质体。屈光指数为 1.3360。其主要成分为水,约占 99%。维持眼球形状,使视网膜更好的紧密地贴附于脉络膜上。一旦透明玻璃体变混,会影响眼屈光的改变(图 2-12)。

(三)遮光系统的光学特性及生理功能

遮光系统包括巩膜、瞳孔、虹膜、睫状体、脉络膜,此套系统相当于照相机的暗箱。

1. 巩膜(sclera)

巩膜系由致密的结缔组织构成,占纤维膜后面 5/6 的部分,与角膜共同形成致密的纤维组织(眼球壁)外层来保护眼球内

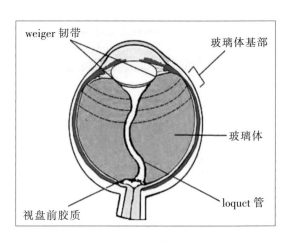

图 2-12 玻璃体示意图

部(眼内容物)以免受到伤害(图 2-13)。

(1)生理指标

巩膜在后极部最厚约 1mm,向前逐渐变薄,赤道部为 0.4~0.6mm,各直肌附着处最薄,仅为 0.3mm。角膜缘和筛板以及眼外肌止端附着处是巩膜壁最薄弱的部分。

(2)近视眼眼轴变长

在近视眼的情况下,眼球外面的肌肉收缩,压迫眼球,眼内压增高,眼球壁负荷过重,使眼球长期充血,导致眼内容积增加,眼球壁弹力降低,眼球扩张,后极部巩膜伸展,眼轴加长。此时巩膜变薄,尤其是高度近视/病理性近视更为严重。近视度每增加-3.00D,眼轴增长 1mm。

2. 虹膜(iris)和瞳孔(pupil)

虹膜是葡萄膜最前部分,起点与睫状体相连续,向中央延伸到晶状体前面的游离缘为止。虹膜的中央有一个小圆孔即为瞳孔,俗称"瞳仁"(图 2-13)。

(1)生理指标

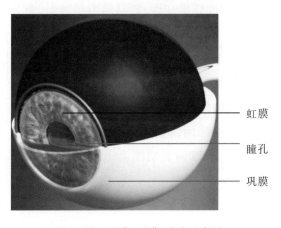

右侧标注:
虹膜
瞳孔
巩膜

图 2-13 巩膜、虹膜、瞳孔示意图

正常情况下,瞳孔直径大约为 3~5mm,一般成人瞳孔在 4mm 左右。近视眼瞳孔较远视眼大,男性较女性小。极度开大的瞳孔直径能超过 8mm,缩小时仅 1mm 左右,成人瞳孔间距为 64~65mm。

(2)瞳孔能适应外界光线的强弱

虹膜基质后层含有瞳孔括约肌和瞳孔开大肌作用于瞳孔开大和缩小,以调节进入眼内的光通量,同时影响焦深/景深和球差(图 2-14 a、b、c)。其作用类似照相机的光圈,它可以随着光线的强弱而自动扩大或缩小来适应光照度的变化。当瞳孔开大和缩小时,虹膜的瞳孔缘在晶状体前囊表面来回滑动,其背面受到晶状体的有力支持。

(3)瞳孔的变化对光学成像的影响

在光的刺激及辐辏作用下,均可引起眩光的变化,特别是它对光学成像的作用。随着进入眼内光通量的变化,如上所述,极度开大的瞳孔直径能超过 8mm,缩小时仅 1mm 左右,实际的视觉范围可从黑夜的亮度到白天。

(4)瞳孔的变化与视网膜的关系

瞳孔直径对光反应速度在光刺激下,瞳孔收缩时在 1 秒内就发生了变化,而散大时变化较慢,以分为单位。看近物时,在发生调节与集合的同时,瞳孔收缩而使视网膜像更加清晰。若测定视网膜上线条像的强度分布,可以看到,随瞳孔直径的增大部分变宽。这主要是像差引起的。而当瞳孔直径极小时,由于光的衍射的影响,像也增宽。这就是瞳孔直径与视网膜像的关系。

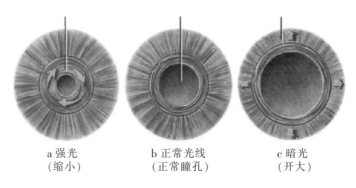

a 强光
(缩小)

b 正常光线
(正常瞳孔)

c 暗光
(开大)

图 2-14   瞳孔变化正面观

3. 睫状体 (ciliary body)

睫状体前面连接虹膜，后续脉络膜，是葡萄膜中间部分，宽约6~7mm。与屈光有密切关系，尤其对青少年近视成因至关重要。其主要组成部分是睫状肌，位于前部巩膜内面和脉络膜上腔内，睫状肌含有三种平滑肌纤维，即纵行肌纤维、放射状肌纤维和环行肌纤维，由动眼神经支配（图 2-15）。

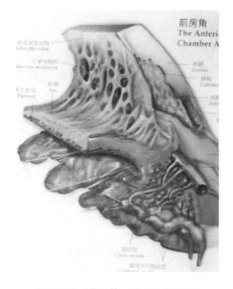

图 2-15   睫状体示意图 (见彩图)

（1）纵肌

纵肌是最外层肌纤维，由前向后走向，肌束平行，越在前部越瘦，在其最前部可达全部睫状肌1/3厚度，后部变薄。其中一部分纵肌起点和前房角网状组织及梳状韧带有关系，可能是睫状肌收缩时引起眼内压的一个原因。尤其在睫状肌痉挛时，如长时间近距离工作，可引起眼内压升高，可能是造成青少年近视的成因。

（2）辐射状肌纤维

辐射状肌纤维在纵形肌纤维的内侧，结缔组织间质较多而呈网状。人到老年睫状肌萎缩，弹性纤维变性，睫状肌力量减弱，调节力随之下降，调节近点远移，可因晶状体核硬化失去了可塑性，从而导致老视。

弹性纤维变性在近视眼中，有时可在前房的内侧面形成一个环形变性的弹性纤维束。这是因为在近视眼的眼球睫状肌发育更差，所以调节功能衰退，导致近视的发展。

（3）环肌

环肌位于睫状肌前面内侧，在虹膜根部之后，与角膜缘平行，呈环形走向，是4~

5 岁后逐步发育出来的。不同的屈光状态,该肌的发育程度也不同。在远视眼中该肌较发达,而在近视眼中,该肌很不发达,甚至完全不发育。

如果 4~5 岁的儿童或青少年时期因患某种全身性疾病,体质衰弱或营养不良使环肌不发育,睫状肌功能低下,调节功能不足,这就是生理因素导致的近视眼发病病因。

其实睫状肌的形态甚至是整个眼球的形态,在很大程度上取决于环肌的发育程度。在新生儿及近视眼的眼球切片中,这块肌肉还未发育或发育很差,故睫状体是扁圆形(非直角三角形)。由此为从事近视眼研究的专家学者们提供了突破性的进展。

4. 脉络膜(choroid)

葡萄膜最后面的部分,位于视网膜和巩膜之间,是一层富含血管的棕色膜。脉络膜间质内弹性纤维前起自睫状体,后达眼底后极部,连绵不断,斜行相连,可和睫状肌的纵肌相平衡和对抗。当睫状体纵肌收缩时,使脉络膜内组织开放,血管充盈。由

于有不透光的血管包围着眼球周围,好像河流一样,方便熙来攘往的货船血球,使脉络膜和睫状体形成一个整体,把细胞所需的营养物质连续不断地送到眼内各个部分,发挥其对眼内循环和眼内压的调节和控制作用。

综上所述,色素膜(虹膜、睫状体、脉络膜)连同视网膜色素上皮,恰似照相机的暗箱一样只允许外来光线通过瞳孔射入眼内,而将有害光线屏蔽于眼外,同样对视神经、视网膜起着保护作用。借助于瞳孔的调节作用,从而提高视网膜成像的清晰程度。

但色素膜组织也并没有完全阻止光线前进的能力,一部分弥散光线仍可通过巩膜的阻隔强行进入眼内,这并非憾事,因为这种透光现象,可促使眼球营养功能和增进视力。

(四)感光系统的光学特性及生理功能

感光系统主要指的是视网膜(retina),相当于照相机的胶片(图 2-4),起自视盘,直至虹膜瞳孔缘(图 2-16)。

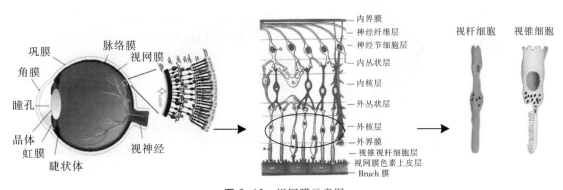

图 2-16　视网膜示意图

1. 生理指标

视网膜平均厚度约 0.3mm，而黄斑中心凹处视网膜最薄，仅 0.13mm，是视觉最敏锐的部位(图 2-17)。由色素上皮层和神经感觉层(9 层)构成，分布于睫状体和虹膜后面的为视网膜视部，平时所说的视网膜多是指视部而言。

2. 光学特性

从光学的角度探讨，视网膜能产生视觉的两种感光细胞(光感受器)即锥体细胞和杆体细胞(图 2-16)，具有感受光线的作用(如上所说相当照相机底片)。它们有非常独特的光学设计，产生不同的光学效应远远超过现代一切高级影像功能，才能使眼睛对外界光线的强弱有着惊人的适应能力。晚上它能把远自数万光年以外的星云(杆体细胞感光巨无霸)，白天能把星云亮度高出百万兆倍的太阳强光 (锥体细胞显威力)全部摄入眼底。

(1)杆体细胞

主要功能是感受暗光，特别是对光的灵敏度比锥体细胞强大的多。有人实验过，人眼在天黑 5 分钟以后，对光的敏感度增强 10 倍，天黑 20 分钟后，增强 20 倍，天黑 40 分钟后增强 2.5 万倍。在漆黑的夜晚，人站在山顶上，能看见距离 80 千米的一根火柴发出的光。杆体细胞对黄昏或夜间的暗光线所产生的视觉功效叫黄昏视觉(暗视)。

(2)锥体细胞

其主要功能除了能够识别明暗以外(主司强光)，还能辨别物体的颜色，对较长波长的光较敏感。锥体细胞在强光刺激下才能引起视觉色觉、辨认细节，这种视觉叫白日视觉(明视)。

此外，双极细胞主要起支持作用，水平细胞和无足细胞可能起联络作用。在日间观察时，杆体细胞和锥体细胞同时都活动着，起着两种视细胞功能的称中间视觉(第1 章，图 1-26)。

3. 屈光状态下眼底表现

屈光状态不同时，用眼底镜观察眼底视盘大小不一。在近视眼时较大，在远视眼时较小。这与视网膜光反射及内界膜的状

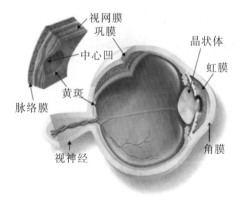
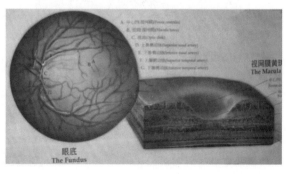

图 2-17　视网膜黄斑中心凹(见彩图)

态有关。如高度近视时眼底反光弱，看眼底时视盘大；而高度远视反光强，则视盘小。但在配戴矫正眼镜时，远视眼成像较大，近视眼较小。其成像大小不是凸透镜（远视眼）及凹透镜（近视眼）的作用，而是视角在增大/缩小的原因。

4. 视网膜本身无成像作用

其实视网膜本身并无成像作用，在信息处理中，并不保持原来的形式，而是将光感受信号进行光电传播，再对转换的信号进行处理。经过视神经、视交叉、视束、视放射等，传至大脑枕叶，才能形成视觉。这是下面要阐述的内容。

总之，从光学观点出发，视网膜是眼光学系统的成像屏幕，它是一个凹形球面，其曲率半径为12mm。其凹形弯曲的球面有两个优点。

(1)眼光学系统形成像有凹形弯曲，所以弯曲的视网膜作为像屏具有适应的

效果。

(2)弯曲的视网膜具有更广阔的视野。

(五)传导系统的光学特征及生理功能

1. 视路（visual pathway）

传导系统是指视觉信息从视盘开始，经过视神经、视交叉、视束、外侧膝状体、视放射到达大脑枕叶视觉中枢的通路称为视路（图2-18 a、b）。下面分别叙述：

(1)视神经（optic nerve）

视神经是中枢神经系统的一部分。从视盘起，至视交叉前脚，这段视神经全长约40~50mm。按其所在的部位分四部分：

①眼内段（通常称视盘）

从视盘开始，约120万个神经节细胞的轴突组成神经纤维，成束穿过巩膜筛板出眼球，长约1mm。

②框内段

位于肌锥内，长约25~30mm，呈S形

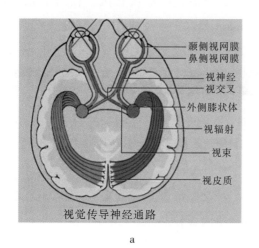

视觉传导神经通路

a

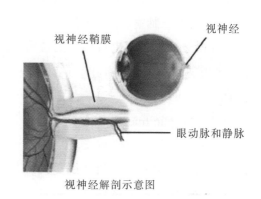

视神经解剖示意图

b

图2-18 视觉传导神经通路 a、b

弯曲,以利于眼球各方向转动。视神经被三层鞘膜包裹,该鞘膜是脑膜的延续,鞘膜间隙与颅内各间隙连通,有脑脊液填充。

③管内段

视神经通过颅骨视神经管的部分,长约6~10mm。鞘膜与骨膜紧密相连,其纤维排列不变,起着固定视神经的作用。

④颅内段

为视神经骨管后进入颅内到达视交叉前脚的部分,约10mm,直径为4~7mm。

（2）视交叉(optic chiasm)

视交叉是两侧视神经交汇于碟鞍部上方,呈长方形,其横径约12mm,前后径8mm,厚4mm的神经纤维组织。特点如下:

①交叉与不交叉神经纤维

该区的神经纤维分两组:来自双眼视网膜鼻侧纤维完全交叉至对侧,来自颞侧的纤维不交叉。黄斑部纤维占视神经和视交叉中轴部的80%~90%,也分成交叉和不交叉两类。

②视交叉纤维和邻近组织的关系

视交叉前上方为大脑前动脉及前交通动脉,两侧为颈内动脉,下方为鞍隔和脑垂体,后上方为第三脑室。这些部位的病变都可以侵及视交叉,表现出特异性的视野改变。这可供眼科临床正确判断与鉴别视野损害的疾病。

（3）视束(optic tract)

视束为视神经纤维经视交叉后,位置重新排列的一段神经束。离开视交叉后分为二束绕大脑脚至外侧膝状体。来自上半部视网膜的神经纤维(交叉和不交叉的)位于视束的内侧,来自下半部视网膜的神经纤维(交叉和不交叉的)位于视束的外侧,黄斑部神经纤维起初位于中央,后来移向视束背外侧。

（4）外侧膝状体 (lateral geniculate body)

外侧膝状体位于大脑脚外侧,呈卵圆形。视网膜神经节细胞发出的神经纤维约70%在此与外侧膝状体的神经元形成突触,交换神经元后进入视放射。

在外侧膝状体中,灰质和白质交替排列,白质将灰质细胞分为6层,来自对侧视网膜的交叉纤维止于第1、4、6层,来自同侧视网膜不交叉纤维止于第2、3、5层。

（5）视放射(optic radiation)

视放射是联系外侧膝状体和枕叶皮质的神经纤维束。交换神经元后的神经纤维经内囊和豆状核的下方,呈扇形散开,分为背侧、外侧及腹侧三束,绕侧脑室侧角,形成Meyer襻,到达枕叶视中枢。

（6）视皮质(visual cortex)

视皮质位于大脑枕叶皮质的距状裂上,下唇枕叶的纹状区,相当于Broodl—narm分区的17、18、19区,是大脑皮质中最薄的区域。每侧与双眼的同侧一半视网膜相关联,如左侧皮质与左眼颞侧和右眼鼻侧视网膜相关联,反之亦然。

视网膜上半部的神经纤维止于距状裂上唇,下半部纤维止于下唇,黄斑部纤维止于枕叶纹状区后极部。

交叉纤维在深内颗粒层,不交叉纤维在浅内颗粒层。

由于神经纤维在视路各段上的排列不同,在神经系统发生病变时,对视觉纤维的损害程度不同，可表现为特异性的视野缺损，故临床检出的种种视野缺损对中枢神经系统病变的定位诊断具有重要意义，同时对视残鉴定等级划分等提供了有价值的依据。

2. 视觉产生的过程

当眼睛看飞鸟时，由于鸟反射出来的光线通过屈光系统后到达视网膜，视网膜接受光刺激后产生神经冲动，并发生化学—电位改变。再经过视神经、视交叉、视束、外侧膝状体、视放射等，传至大脑枕叶皮质视中枢，因此而感知到鸟的形状和颜色。该过程可分为五组神经元完成（图 2-19）。

（1）第一神经元

外界物体（飞鸟）反射光线（400~800nm 是自物体反射的光的光谱分布）到达人眼，通过屈光系统传导到视网膜，最外层（外核层）为视细胞层（感光系统），即锥体细胞（约 7 兆）和杆体细胞（约 13 兆），它们构成视觉通路的第一神经元。

（2）第二神经元

在第一神经元处产生光化学变化和电位差（生物电现象），释放能力刺激视觉神经末梢，产生视觉神经兴奋，经过视网膜中间层为双极细胞层（第二神经元）。双极细胞分为 3 种：侏儒型、杆状型及扁平型。

双极细胞的两极有突起，其中一极与视细胞相连接，另一极与神经节细胞相连接。因此双极细胞构成了视觉通路的第二神经元。

在这个中间层内，除了双极细胞外，靠近视细胞层还有少数水平细胞，它们的轴突在水平方向向上伸展很远，靠近神经节细胞还有无足细胞。这两种细胞在视觉通路上犹如四通八达的高速公路，横向上进行连接，形成复杂的神经网络。

（3）第三神经元

在视网膜最内层靠近玻璃体为神经节细胞层。神经节细胞分为两种：侏儒型和弥散型。它们是视觉通路的第三极神经元。

神经节细胞的轴突组成视神经（约 1 兆），穿过眼球壁进入脑内视觉中枢。神经

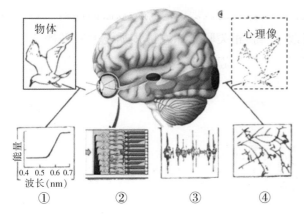

①自物体反射的光的光谱分布
②光刺激视网膜视细胞上
③神经脉冲由视神经向大脑传导
④大脑纹状区皮质区，到达视觉通路的最终突触

图 2-19　视觉产生过程示意图（见彩图）

节细胞的反应是视网膜的唯一输出。以上三个阶段在眼视网膜内完成(图2-20)。

在视交叉处双眼的神经纤维汇合在一起，右眼视神经的一部分冲动进入左眼视束，另一部分冲动沿着本侧视束上传，左眼视神经的一部分冲动进入右眼视束，另一部分冲动沿着本侧视束上传。在视网膜、视神经、视交叉处的神经纤维间没有任何突触联系，但都有着严密的规律性，仅做排列的交换。从此段到第四、五神经元不分，是在颅内完成(图2-18a)。

(4)第四神经元

重新排列的神经纤维，即视束冲动传导到中脑外侧膝状体，在此交换神经元，即所谓初级中枢形成突触联系，这是第一极视觉中枢所在。

(5)由外侧膝状体发出的视放射，最后到达大脑枕叶视皮质纹状区形成突触联系，完成了视觉的全部过程。

总之，从视路过程示意图说明人眼看物体并感知它的存在时所发生的视觉过程，从物体反射的电磁波通过眼的屈光系统在视网膜上成像。在适当条件刺激下，由于一连串神经脉冲自视网膜传至大脑，从而感知，物体的形状、大小及颜色所经过以上的五个阶段。

其实在大脑的视系统中，外侧膝状体起着重要的作用。因为绝大部分的视神经纤维均在丘脑的外侧膝状体内形成突触联系，仅有极少数的纤维直接和大脑皮质的其他部分联系。而外侧膝状体的核与视网膜位置关系密切。在大脑纹状区与视网膜位置之间也存在密切关系，显示出分层结构。这种特有的结构把双眼相应位置有条不紊地传递至大脑的过程中起着非常重要的作用。

(六)视野和视觉神经系统的关联

1. 视野检查的光学基础

(1)视野检查是心理机制的检测

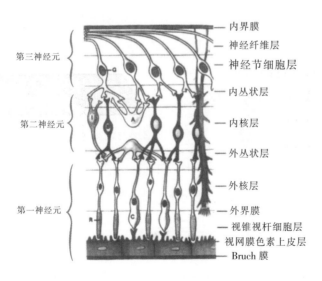

图2-20　视网膜各级神经元的内在联系

从光学角度讲，光的本质是一种电磁波。人眼所能觉察到的波长范围在 380~760nm 之间，电磁波称为可见光。由于波长不同，所感受的颜色不同。正常眼明适应状态下对波长 555nm 的黄光最敏感，当波长增至 760nm 以上或 380nm 以下时，对其敏感性下降为零。

物理上通常用电磁波的辐射能量作为光亮度单位。眼对光的感受是光能的物理量和视觉生理量相互作用的结果。所以视野的检查应属于一种心理物理学检测。

（2）颜色视野

在研制和应用彩色视野计时，采用干涉滤光片或激光产生单色光源可望彩色视野检查标准化。

关于颜色光主要有三个参数，即色调（波长）、饱和度（纯度）和明度（辐射强度）。另外锥体细胞在视网膜内的各部不均匀，所以视网膜的感色特性也不一致。黄斑中心凹最敏感，中心凹 20°~30°以外的区域为红、绿色盲区，中心凹 70°~80°以外的区域对黄、蓝色辨别力也消失，成为全色盲区。

即使在中心凹，对不同色调的感知也不相同。15°视角以内，对红色的感受性最高，对蓝、黄色感受性最低。如果缩小目标，对红、绿色的辨认也会发生困难，但对各颜色的明度感会保留（图 2-21）。

（3）视野计光标强度单位

对数单位和分贝

Goldman 视野计光标强度常用对数单位（logunit，lg）表达，而自动视野计打印结果则多以分贝（decibel，db）表示。

物理学上，db 通常表示两个声音信号或电信号在功率或强度方面的相对差别，原来表示光标强度或光阈值水平时 1db=0.1lg。

生理单位

视野检查测定背景和光标亮度的对比度，而生理学上更注重视网膜上影像的亮度。即通过瞳孔大小来推断光标的"视网膜照度单位"，1Troland 单位相当于 1mm² 瞳孔面积时亮度为 1 新烛光。然而，光束通过瞳孔中心或偏心产生的不同效应（Stiles-Crawford 效应）以及屈光间质混浊等效应会对视野检查产生影响，故对视野检查说明和结果比较时，应记录瞳孔面积或直径。

2. 视野是形成立体视觉的基础

（1）视野是形成立体视觉的基本条件之一

视野是指视网膜黄斑部注视点以外的视力，即周边视力，其所视空间范围称为视野。人眼视野是椭圆形的，水平方向宽约 220°，垂直方向约 130°，只有以注视点为

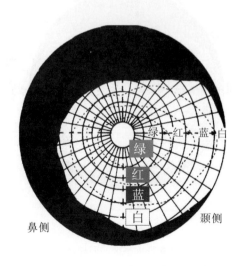

图 2-21　单眼（右眼）视野示意图（见彩图）

中心，半径为70°的区域为两眼共同的范围，其他区域只有一侧眼能见（图2-22）。除生理盲点外，不应有其他暗点存在。若眼前一旦出现固定暗点，那一定是病理现象，多见黄斑病变、视网膜脱离或眼底出血等。

（2）双眼单视及立体视觉

视野的宽度和范围大小取决于视神经交叉内同侧神经纤维的多少。如前所述，视交叉就是两眼视神经各有一半互相交叉的部位，即鼻侧交叉，而颞侧不交叉。因此，人在注视外界物体时，右半部分的外界信息像大脑左半球投影形成联系，而左半部分的外界信息像大脑右半球投影形成联系，在两半球之间经过胼胝体进行信息交换。在人类视神经交叉内的同侧纤维达到最高比例，因此视野范围也大。

又因人的右半部分的运动中枢在头的左半球，因此，这种联系大脑运动中枢的位置也有密切关系。可以推测，三维定向的辨认的形成是一个不断地和运动器官进行协调的联系过程。也就是大脑中枢接受视觉信号并加以综合、分析、自主反射，通过传出系统发出神经冲动，调整眼球位置而产生眼球运动，形成双眼单视及立体视觉。

3. 视野与视觉神经的对应关系及特异性视野的表现

（1）人眼视觉的生理基础

外侧膝状体共分6层，其视神经纤维与大脑皮质纹状区相连接，它发出的纤维形成视放射。列举两种现象，一种是一只眼做了眼球摘除术后，发现左右两半的外侧膝状体各有三层急剧退化，如与摘除眼球同侧的第二层、第三层、第五层。而对侧眼的第一层、第四层、第六层均发生退化。因此，外侧膝状体是视路中最重要的组织。其核与视网膜位置之间存在很精细的对应关系，成为视网膜在大脑上的几何投影。

图2-23说明视网膜上的各点与外侧膝状体，或是视区上的各点之间有着明确连续的对应关系。外侧膝状体的中心都与视网膜的中心凹相对应，而其鼻侧和颞侧分别与视网膜上侧和下侧相对应。

在大脑皮层的17区上是指脑皮质中包括17的区域被称为视前区的位置，左右两半球各自与同侧的视网膜（对侧视野）呈对应关系。视网膜中心凹与17区的后端相对应，它所占的面积比视网膜的周边部所占的面积要大得多，视网膜的上部和下部分别与17区的上部和下部相对应。在18区和19区也能看到同样的对应关系。而

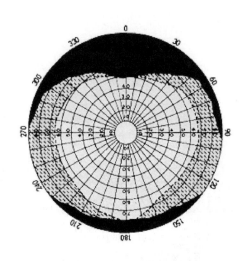

图2-22　双眼视野

中间区域为双眼视野重叠区，两侧区域分别为左右眼单独视野区

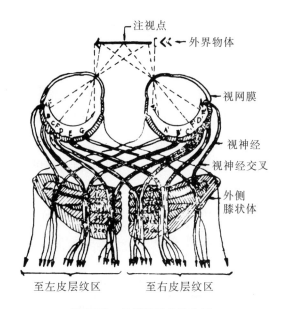

图 2-23　外侧膝状体结构图

18区、19区也位于视前区，从广义上讲，是在17区周围，对视觉刺激起反应的区域。在此区内，有许多对颜色起反应的神经元。

视敏度越高的部分，在视区上所占的面积越大。视网膜上的各点和视区上的各点之间的连续对应关系是人眼视觉的生理基础。

(2)视野检查的目的及意义

从神经眼科学的角度来说，视野的检查主要目的是单位。因为从眼部到枕叶形成一个通过中枢神经系统的水平状视路网，从视网膜到枕叶每个点的病变均可引起该部位特有的视野缺损(图2-24)。例如视野缺损出现的速度对病变可提供病理学

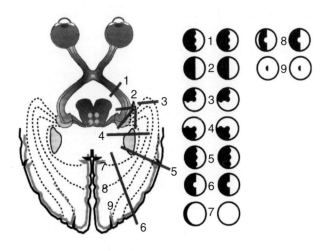

图 2-24　视野缺损表现

上的线索,像脑血管意外造成的偏盲可迅速出现。

视野检查不仅能帮助判断病情是否进展与好转,同时也是治疗上是否有效的重要依据。如一个进行性的双颞侧偏盲,可以是碟鞍部上脑膜瘤的唯一征象,而用其他方法检查都可能得到假阳性结果。

(3)特有的视野缺损表现

综上所述,总结出13种视野缺损类型,其中9种见图2-24、表2-1,另外4种见第3章"一、(四)视野缺损的表现"。

笔者多年从事视残鉴定工作及个别突发事件的评判,关于偏盲的等级无明确规定的标准。临床偶遇稀少病例,可结合视力损伤分级标准做出相应的处理。

总之从事低视力专业技术人员不仅要掌握低视力领域的视觉知识,还要认真的学习相关的视觉与照明、神经眼科等多学科的知识,才能全面科学地做好低视力工作。

表2-1 病变位置与视野缺损对应一览表

病变位置	典型视野缺损
①视束	明显不对称的双眼同侧偏盲
②邻近视束、外侧膝状体或视放射的下部	对称的双眼同侧偏盲,包括黄斑区
③视放射的前环	不对称的双眼上象限盲
④视放射的上部	稍不对称的双眼下象限盲
⑤视放射的中部	稍不对称的双眼下象限盲,包括黄斑区
⑥视放射的后部	对称的双眼同侧偏盲,伴有黄斑回避
⑦距状皮层的前部	对侧眼颞侧新月形盲区
⑧距状皮层的中部	对称双眼同侧偏盲,伴黄斑回避及对侧眼新月形回避
⑨枕叶后端	对称的双眼同侧偏盲型中心暗点

第 2 篇

视觉康复

篇首语

助视器的引进、开发和应用是社会文明进步的象征，是视觉解放的一次飞跃，为低视力患者视觉重建提供了新的"视觉感官"。原本看不到的能看到、看不清的达到"清晰"的目的，对低视力患者平等的参与社会，享受和正常人一样的光明、幸福的人生具有现实的意义。

低视力康复包含两项主要内容：一是视觉康复，其含义是最大可能的利用患者的残余视力(指低视力，双眼矫正视力<0.3)，将视觉损害的影响降低到最低程度，借助于助视器的帮助，获得助视器/康复视力，这是本篇要叙述的内容。二是基本康复，在第 3 篇叙述。

第 **3** 章

低视力概述

一、低视力定义、分级标准、意义及术语

(一)关于低视力的定义

1.低视力定义:低视力被认为经手术、药物等治疗及标准的屈光矫正后的视力仍达不到患者需要的标准。

2.低视力是一个功能性定义:可应用于任何患有各种眼病或功能紊乱影响视觉系统的患者。

3.低视力应用定义:低视力学就是研究如何开发利用患者"残存视力",通过改善环境(照明光环境、对比度等),借助于康复器具(各种类型的助视器)等方法使患者参与社会活动及工作的学科。

总之,从广义上讲是指由于各种原因导致双眼视功能减退到一定程度,且不能用手术、药物或常规屈光矫正来提高视力或视野严重缩小,使其生活和工作能力丧失者。

低视力和盲都属于视力残疾。

(二)低视力及盲的分级标准及意义

诊断标准:双眼中视力较好的那只眼矫正视力小于0.3(不包括0.3),而大于0.05(包括0.05)者。接受助视器的康复训练及应用,也主要针对这只眼而言。其意义是使全世界低视力和盲的分级标准一致,分级标准的制定不仅是技术问题,还关系到社会福利的提供和人类文明的进步。

1.世界卫生组织(WHO)制定的低视力及盲诊断标准(1973)(表3-1)。

应用情况

天津市在20世纪80年代初应用表3-1,曾在本市所属的18个区县采取分层、随机、整群的抽样方法(抽样比为1%,近8万常驻人口),进行了低视力与盲的流行病学调研(另有资料),经全国(北京)防盲组(那时还未成立低视力康复机构)鉴定汇

表3-1 (WHO)制定的低视力及盲诊断标准(1973)

类别	级别	双眼中好眼最佳矫正视力	
		低于	等于或优于
低视力	1	0.3	0.1
	2	0.1	0.05
盲	3	0.05	0.02
	4	0.02	光感
	5	无光感	

注:中心视力好,但视野小,以注视点为中心,视野半径小于10°而大于5°者,为3级盲;视野半径小于5°者为4级盲。

总,责成天津编著《眼科普查分类标准》。这里较明确地规定了一个人的两只眼在视力损害不等的情况下,判断其低视力和盲的标准均指双眼,且以视力最佳的那只眼为准来确定人数。例如,一只眼虽然达到视力损害的标准,但另一只眼达到0.3或以上且中心视野半径≥10°者,则不属于视力残疾(表3-2)。从而为筛查和医学统计低视力和盲的患病率和发病率提供了可靠的人数和科学依据。

随后《眼科普查分类标准》被山西、四川、青岛、海南等省市在眼科流行病学调研中采纳及应用,反映了它的实用价值及普遍性。

2.我国于1987年及2006年残疾人抽样调查视力标准(表3-3)。

我国低视力及盲的标准与WHO是相同的,只是把WHO的4、5级合并到我国的视残一级;把3级盲改成视残二级;把2.1级低视力划分为视残三、四级(表3-4)。

从2009年开始至今,全国一直应用表3-3作为视残鉴定的统一标准。

3.WHO新制定的视力损害分类标准(2003)。

2003年在日内瓦WHO总部召开的"制定视力丧失和视功能特征标准"会议上又制定了视力损害分类标准(表3-5)。

(1)解读日常生活视力定义

日常生活视力(presenting visual acuity,PVA)是指在日常屈光状态下使用的视力代替"最好矫正视力"。

①如果一个人平时戴用眼镜,不论这

表3-2　视力残疾补充说明

右眼	左眼	临床统计	意义
1.0	≥0.3	视力正常	
1.0	<0.3	单眼低视力	不是视力残疾
1.0	<0.05	单盲	
光感~<0.05	≥0.3		
光感~<0.05	<0.3	双眼低视力	▲是视力残疾
光感~<0.05	<0.05	双盲	
无光感	≥0.3	单盲	不是视力残疾
无光感	<0.3	双眼低视力	▲是视力残疾
无光感	<0.05	双盲	

表3-3　我国残疾人抽样调查视力残疾标准(1987,2006)

类别	级别	最佳矫正视力
盲	一级视残	<0.02~无光感,或视野半径<5°
	二级视残	<0.05~0.02,或视野半径<10°
低视力	三级视残	<0.1~0.05
	四级视残	<0.3~0.1

表 3-4 我国(2016)与 WHO(1973)的分级标准比较

类别	第二次全国残疾人抽样调查分级(2006 年)	WHO 分级(1973 年)
盲	视残一级	5 级
		4 级
	视残二级	3 级
低视力	视残三级	2 级
	视残四级	1 级

表 3-5 新的 WHO 视力损害分类标准(2003)

类别	日常生活视力(Presenting distance visual acuity)	
	视力低于	视力等于或优于
轻度或无视力损害 0		0.3
中及重度视力损害 1,2	0.3	0.05
盲 3	0.05	0.02
盲 4	0.02	光感
盲 5	无光感	
盲 9	未确定或未具体说明	

副眼镜是否合适，则将戴用这副眼镜的视力作为日常生活视力。

②如果一个人已配有眼镜，但他在日常生活中并不戴用，则以其裸眼视力作为日常生活视力。

③如果一个人平时不戴用眼镜，则将其裸眼视力作为日常生活视力。

上述表 3-1、3-2 都是用最好矫正视力来评价视力损伤的标准，这就有可能低估了盲和损伤的实际情况。例如，相当数量的屈光不正患者并没有配戴矫正眼镜，但他们的视力是不好的，甚至很差，对日常生活和工作有一定的影响。若想确定他们的视力状况时，只采用最好视力就会忽视他们日常生活中视力低于正常的实际情况。所以应测量他们的日常生活视力。

日常生活视力更能代表受检者现实生活中的实际生存状况，因而对视力损害造成的负担会做出更为准确的判断

(2)在新的分类中"低视力"被赋予新的含义

①以"中度及重度视力损害"代替"低视力"，而将"低视力"这一术语专用于视力残疾的康复领域。

② "低视力"患者应获得低视力保健(low vision care)或康复服务。

③在新的分类中大量 "可治的视觉损害"患者，如未矫正屈光不正、白内障等，经过配镜或手术，视力便可能提高甚至恢复正常，因而这些患者不需要低视力康复，从而解决了 "低视力"标准与其应该有低视力保健或康复服务的患者标准不相符的问题。

（3）解决的方法

1992 曼谷、1996 年马德里，WHO 制定的低视力标准：低视力是指一个患者即使经过治疗或标准的屈光矫正后仍有视功能损害，其视力<6/18(0.3)至光感，视野半径<10°，但是其能够或有潜力能够利用其视力去安排及/或执行某项任务。

（4）对表 3-5 缺项 6、7、8 的解释

从表中分类看似是 9 项，但从第 5 项到第 9 项之间缺 6、7、8，业内人士解释是留有余地之说，可随时增添内容。另外本表不只限于视力损害分类标准，还可用于其他学科领域，所以空项有一定的广泛意义在此。此表即将全球推广应用。

（三）低视力学科中的专用术语

从不同的角度评价低视力患者采用不同的术语，如紊乱（disorder）、损伤（impairment）、残疾（disability）、障碍（handicap）。这些术语既不同义也不可相互换用，它们代表了由机体功能紊乱所导致的各个方面问题的结果。WHO 在 1980 年公布了关于损伤、残疾、障碍等术语的国际分级，旨在按照疾病过程中不同的功能结果来规范术语的应用（表 3-6）。

理解这些术语、概念有助于将临床上量化的视功能结果与个人的能力下降、社会活动受限相互联系起来。在同一受损级别上，因其社会职业不同，不同个体可能在残疾和障碍的级别完全不同，譬如一个患有黄斑病变最佳矫正视力为 0.3 的出租车司机可能会因驾照被吊销而陷入经济和社会困境。相反，一个从未驾驶过汽车的先天性眼球震颤的成年人，在处理视功能损伤时则可能容易得多（表 3-7）。

（四）视野缺损的表现

1. 周边视野缩小（管状视野）

（1）特征：有中心视力，但周边视力（即视野）丧失，典型症状是夜盲。

（2）视野类型：① 向心性视野缩小，其范围可缩小到 10° 以内，称为管状视野，常见眼病有视网膜色素变性、青光眼晚期（图 3-1 a）；② 不规则缩小常见青光眼病变发展中（图 3-1 b）。喜欢强照明光环境≥500 lx，外出时要佩戴眩光眼镜或遮阳帽。

（3）康复训练方法：学会使用眼球来回转动，即运动—停止—再运动—再停止，如此反复，借以增加视野范围。利用助视器，推荐使用电子助视器（CCTV）和视野增大眼镜（倒置望远镜）。

表 3-6　WHO 关于紊乱、损伤、残疾以及障碍的国际分级界定（1980）

归属概念	分类	疾病过程中不同的功能结果	举例
眼科概念	紊乱	因疾病或外伤损害视觉器官或视路的影响	白内障、黄斑变性、青光眼
医学概念	损伤	因疾病所致功能下降导致的可测量的后果	对比敏感度下降、视野缩小
社会概念	残疾	因损伤所致患者的能力下降而判断的后果	阅读困难、无法辨认面孔、驾车困难
功能概念	障碍	因损伤所致患者的社会能力下降而判断的后果	工作困难、社会交往受限

表 3-7　器官的功能丧失或损伤、功能紊乱分级以及患者残疾或视力障碍分级

	器官		患者	
	紊乱	损伤	残疾	障碍
描述	疾病或外伤	功能下降	技能或能力下降	社会参与能力受限
例 1	年龄相关性黄斑变性(AMD)	视力或对比敏感度下降	阅读速度和流畅度下降	辨认字迹以及通信困难
例 2	视网膜色素变性	视野缺损，对比敏感度下降，暗视力下降	步行速度下降、灵活性下降	单独旅行受限，导致与社会隔绝
例 3	先天性白内障/无晶状体眼	视力、对比敏感度下降	近距离工作如阅读及较远距离工作均明显困难	教育发展受限
例 4	眼、皮肤白化病	视力、对比敏感度下降、畏光	强光下定向困难，远视力障碍	部分旅游项目受限

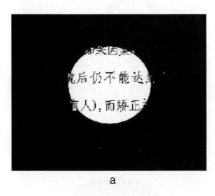
a

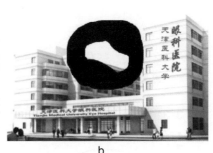
b

图 3-1　周边视野缩小

2. 中心暗点

（1）特征及类型：在视野范围内除了生理盲点外，出现任何暗点视为病理现象，多见黄斑病变。视物时眼前有固定的黑影存在，周边视野算正常（图 3-2）。致中心视力受损，尤其是阅读/书写明显感到有暗影遮挡中心。

（2）康复训练方法：要训练患者使用黄斑以外的视网膜功能，即旁中心注视。

3. 偏盲

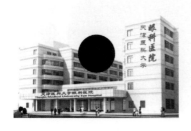

图 3-2　中心暗点

视觉传导通路障碍可出现视野缺损即偏盲。图 3-3 为正常的视觉通路图,图 3-4 为 4 种常见的视野缺损类型。

(1)一眼正常,患眼全盲,病变可为视网膜至视神经中的任一位置 (图 3-4①及图 3-5)。

(2)一眼全盲,对侧眼眼颞上象限偏盲,病变位置为视神经起始部(图 3-4②及图 3-6)。

(3)双颞侧偏盲,病变位置为视交叉中部(图 3-4③及图 3-7)。

(4)一眼视力视野正常,患眼偏盲。以左眼偏盲为例,病变位置在左眼颞侧纤维(图 3-4④及图 3-8)。

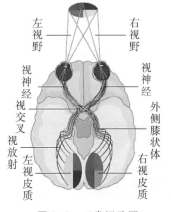

图 3-3　正常视路图

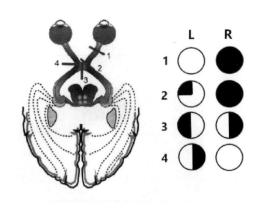

图 3-4　视野缺损的 4 种类型

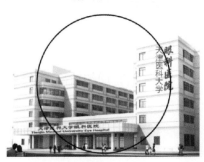

图 3-5

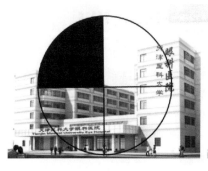

图 3-6

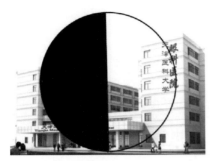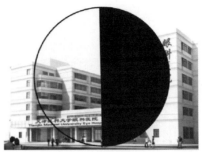

图 3-7

当偏盲影响阅读，可改用竖版印刷品读物（图 3-9 a）。日常生活中还可佩戴偏盲镜（平面镜）来补偿视野缺损（图 3-9 b）。若一眼全盲，另一眼偏盲，不能利用偏盲镜，可用转身/转头，充分利用其有用的视野。例如：笔者接诊一病人，男，38 岁，车祸，四肢受损严重，只能坐轮椅活动。右眼：右侧偏盲，矫正视力 0.8；左眼：眼球摘除，无视力。我们教会患者坐着轮椅向右侧转身再转身至 360°，借以充分利用左侧有限的视野，取得良好的效果。反之亦然（图 3-10）。

此外还有 9 种表现视野缺损的类型，见第 2 章图 2-24、表 2-1。

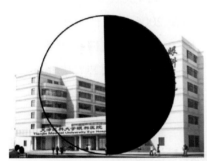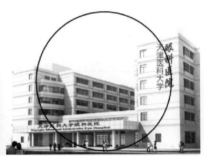

图 3-8

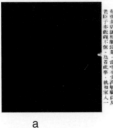
a

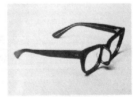
b

图 3-9

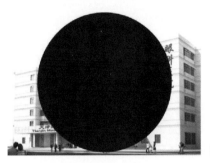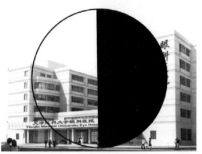

图 3-10　左眼全盲,右眼偏盲

二、视力残疾病因、遗传及与近视、弱视的区别

(一)视力损害的主要病因

WHO 2010 年 6 月 30 日止公布的数字,用上表 3-5,以日常生活视力为基准评估全球视力损害人数为 2.85 亿, 占全球人口的 4.2%。我国为 7550 多万,占全球视力损害准人口的 26.3%, 其视残患病率为 5.54%。以前四位为主要病因,见下列各表。

1.全球视力损害病因

全球视力损害的主要病因第一位是未矫正的屈光不正,约占构成比的 42%,第二位是白内障,约占 33%,见表 3-8。

2.中国视力残疾流行病学现状

我国按表 3-3 视残标准,分别于 1987年及 2006 年进行两次流行病学调研,虽相隔 19 年, 但前四位中第一位与第四位相同,分别是白内障(占 46.9%)与屈光不正/弱视(占 6.4%),见表 3-9。

表 3-8　全球视力残疾病因(2010 年)

病　因	未加矫正屈光不正	白内障	青光眼	年龄相关性黄斑变性
构成比(%)	42	33	2	1

表 3-9　第一次全国视残流调(1987)及第二次全国视残流调(2006)

1987 年		2006 年	
病因	构成比(%)	病因	构成比(%)
白内障	46.1	白内障	46.9
角膜病	11.4	视网膜葡萄膜病变	12.6
沙眼	10.1	角膜病	8.5
屈光不正/弱视	9.7	屈光不正/弱视	6.4

3. 天津医科大学天津市低视力康复中心视残鉴定病因分析

从 2000—2009 年,10 年间共鉴定视残患者为 4226 人,其主要病因第一位仍是屈光不正(病理性近视),占 26.25%,第四位是白内障 10.09%,见下表 3-10。

4.评估视残损害的主要病因

从国际(全球)(表 3-8)到局部(中国)(表 3-9)再到地区(天津)(表 3-10)资料显示了前四位最主要的病因是屈光不正/弱视,其次是白内障,都包括在"视觉 2020"中,其重要位置可见一斑。

表 3-10　天津视残鉴定(2000-2009 年)

病因	病理性近视	先天性/遗传性眼病	糖尿病视网膜病变	白内障
构成比(%)	26.25	18.18	16.61	10.09

5.视觉 2020-人人享有看见的权利(图 3-11)

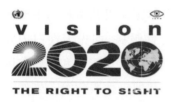

图 3-11　2020 会标

全球根治可避免盲行动的目标"加强和加速现有的防盲活动,以便在 2020 年前根治五种可避免盲",即白内障、河盲、沙眼、儿童盲、屈光不正/低视力。

(1)可避免盲眼病

可避免盲是指通过及时应用现有的足够知识和恰当的措施、手段,有些致盲性眼病就能得到预防和控制,甚至能通过成功的治疗而恢复有用的视力(不属于视力残疾),回归社会。

如"视觉 2020"所列举的五种眼病是属于可避免盲的常见眼病。

①白内障(cataract)(图 3-12)

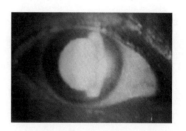

图 3-12　白内障(见彩图)

从上述病因分析,白内障是全球视力损伤的主要原因。影响白内障患病率和发病率的因素很多,所引起的致盲人数也将会随之增加。有资料显示,目前全球因白内障致盲者已有 2000 万人,预计到 2025 年将会增加到 4000 万人。关于白内障发生的危险因素,正处在研究之中。但迄今为止,手术治疗白内障仍是唯一手段。

②沙眼(Trochorma)(图 3-13)

沙眼成为致盲性眼病是已知最古老的传染性眼病,也许即将消亡。但在以前,沙眼可是全球造成可避免盲最主要的原因。它给数千万人们带来身心和精神上的双重伤害。

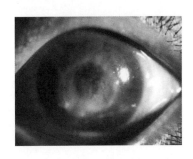

图 3-13 沙眼并发症角膜瘢痕(见彩图)

沙眼是由于沙眼衣原体引起的一种慢性传染性结膜/角膜炎,属于接触性传染的眼病。主要发生在不发达的国家和地区,如非洲、东南亚等。由于卫生条件差、居住拥挤,嗜家蝇作为一般传染途径,反复发作,导致沙眼并发症。如眼睑畸形、倒睫、内翻,致**角膜形成瘢痕**而致盲。我国沙眼曾是致盲的主要病因之一(表 3-9),但由于政府重视,广大医务工作者的努力和群众防沙运动的开展,改善环境卫生,积极手术治疗沙眼并发症及药物抗生素 (Antibiotics)控制感染。沙眼致盲率已明显下降,现在已经不是主要病因了。

世界卫生组织(WHO)支持了 SAFE 战略(即手术、抗菌素、面部、手清洁及改善居住环境)。这一战略为实现消灭沙眼这一目标创造了一整套全球性战略计划 2020 INSight(洞察力),并给予各方面的关注及经济支持,这一目标一定会实现的。

③河盲(River Blindness)

又称盘尾丝虫病(Oncocerciasis),目前全世界估计有 1800 万人患有河盲,其中有 30 万人因此而失明,此病主要限于西非等国家。它是一种靠黑蝇来传播的慢性眼病。

防治方法:用杀虫剂控制黑蝇繁殖的数量,切断其传播途径;全身药物抗生素(Antibiotics) 治疗控制盘尾丝虫感染的扩散。2015 年诺贝尔生理学或医学奖两项获奖者,有一项是我国女药学家屠呦呦发明的青蒿素在应用治疗疟疾中使患者的死亡率显著降低。同时另一项获奖者英国的切贝尔和日本的大树智发明了阿维菌素,从根本上降低了盘丝尾蜥虫和淋巴丝虫的发病率。这两项获奖成果为每年数以百万感染相关疾病的人们提供了"强有力的治疗方式",是一些最具伤害性寄生虫病的革命性疗法,在改善人类健康和减少患者病痛方面的成果无法估量。

④儿童盲(Children Blindness)

在发达国家里儿童盲的主要病因是先天性遗传性眼病,如先天性白内障(图 3-14)等。而在发展中国家和一些贫困地区是营养不良和感染性眼病等。虽然儿童盲占盲人总数比例较低,但由于儿童存活年数多,致残年数长,对家庭和社会是一个巨大负担。随着社会的进步和经济的发展,营养不良和感染性致盲因素已不常见了,随之遗传性眼病是儿童盲的主要原因。儿童盲防治要针对病因,加强健康和营养教育,扎实做好预防接种(麻疹、风疹)等措施,安排好手术治疗白内障的时机等,将大大减少儿童盲,达到根治的目的。

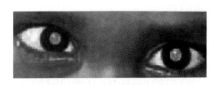

图 3-14 先天性白内障

⑤屈光不正/低视力(Refraction Error / Low Vision)

从全球视力损害病因(表 3-8)显示,未加矫正的屈光不正是致低视力的首位(占 42%),令人惊讶。近视是屈光不正的主要类型,尤其是高度近视(病理性近视)所致的视残更为突出(表 3-10),这是相当重要的公共卫生问题。作为视力损伤原因之一的屈光不正,患病情况和其重要性逐渐引起有关部门及人们的重视。

目前对引起屈光不正一系列复杂的原因还难以做到理想的预防,但是解决屈光不正的方法简单,只需要佩戴合适的矫正眼镜,所以将屈光不正/低视力列为五种可避免盲之一。只需要开发验光配镜的人力资源,生产实用便宜的眼镜,提供切实可行与人方便的验光服务。

目前人们已经逐渐地认识到屈光不正的重要性,眼病流行病学调查时也注意到除了检查最佳矫正视力外,还检查日常生活视力。

对于白内障术后出现的屈光问题,儿童的远视、斜视/弱视及包括对有视力损伤的危险人群(主要是老年人),应做到及时干预,提供屈光矫正服务。

根据"视觉 2020"设想,一个重要的共识是需要矫正屈光不正的眼镜度数与类型,不仅在我国以致全球都有着相当数量人群并未得到良好的屈光服务。因此,WHO 提出重要的具有意义的屈光不正(significant refractive error)这一概念。

儿童双眼视力低于 4.7 (0.5)[20/40,0.3log 单位],属于重要的具有意义的屈光不正,应予以矫正。

在成人,具有意义的屈光不正可分为 3 级:

高度优先(high priority)矫正,即双眼矫正视力低于 4.0(0.1)[20/200,1.0log 单位]。

中度优先(moderate priority)矫正,即双眼矫正视力低于 4.5 (0.3)[20/63,0.5log 单位]。

低度优先(low priority)矫正,即双眼矫正视力低于 4.8~4.9(0.6~0.8)[20/32~20/25,0.1~0.2log 单位]。

这些观点是从公共卫生角度对整个国家或一个大的群体而言,并不针对某个别患者。把屈光不正/低视力列入可避免盲之一,在低视力的防治中,全面了解低视力与屈光的关系。对眼科工作者、视光专业人员以及低视力科技工作专职人员和管理人员更具有现实性与重要性,不可小觑。

(2)不可避免盲眼病

不可避免盲眼病是指应用现有的知识和治疗手段,还不能够预防和治疗的眼病,如年龄相关性黄斑变性、视网膜色素变性等。根据 WHO 资料,通过眼保健教育和开展有效的眼保健治疗工作。全球 80%的盲目者是可以避免的,只有 20%视残患者通过低视力助视器康复治疗和训练获得不同程度的康复视力/功能性视力,借以提高生活视力,平等地参加社会,适应社会的发展。

(二)低视力与遗传

从病因分析可知,先天性/遗传性眼病,在儿童低视力病因中占很大比例,而在成人眼病中,如青光眼、白内障、视网膜病变、屈光不正/弱视等也均有遗传倾向,因此了解遗传眼病对低视力的康复治疗也是有帮助的。

表3-11为常见的遗传眼病,对其中高度近视(表3-12;图3-15、16)、先天性白内障(图3-17)及色盲(图3-18)做进一步说明。

1. 高度近视与基因突变家系图

四川省医学科学院、四川省人民医院Yi Shi等研究发现,ZNF644基因突变可能与高度近视相关

据《Pios genetics》2011年6月报道:外显子测序法确定高度近视人群中存在ZNF644基因突变。

近视是全球性的视觉功能异常疾病,在亚洲发病率更高。作为高度近视,其屈光度>-6.00D以上,眼轴长度>26.00mm,其中有些高度近视患者还伴随有视网膜病理性改变;屈光度进行性加深(-30.00D~-40.00D),眼轴不断增长出现后巩膜葡萄肿,进而有视野缺损,对比敏感度下降,矫正视力不佳而致视力残疾,成为我国乃至世界致盲眼病之一。

目前对其发病机制尚不完全清楚,一般认为是遗传因素(常伴有家族史)及环境因素共同影响近视的发生发展。也曾见报道指出应用全基因组扫描技术后发现部分基因突变与近视相关。

近日,我国四川省医学科学院和四川省人民医院人类疾病基因研究室的Yi Shi等人采用外显子侧序法研究发现,在我国汉族高度近视人群中存在ZNF644突变的现象,而该基因突变可能与高度近视的发生相关。通过对标本进行30X覆盖度的外显子测序发现,在高度近视患者中存在ZNF644(zinc finger protein 644 gene isoform 1)基因的突变(图3-16),同时在正常标本中不存在该基因的突变。

此研究中,通过生物信息手段分析发现,ZNF644所编码的蛋白是一个转录因子,又通过RT-PCR等技术检测到该基因表达

表3-11　遗传性眼病及其遗传方式

病因	遗传方式
家族性角膜变性	常染色体显性遗传
高度近视	常染色体隐性遗传
先天性青光眼	多基因遗传
先天性白内障	常染色体显性遗传
高度远视	常染色体显性遗传
眼球震颤	常染色体显/隐性遗传或X连锁显/隐性遗传
白化病	X连锁隐性遗传
全色盲	常染色体隐性遗传
红绿色盲、色弱	X连锁隐性遗传

表3-12　高度近视遗传一览表

父/母	母/父	子女中
高度近视	高度近视	都患高度近视
高度近视	高度近视基因携带者	半数患高度近视
高度近视	正视眼	可能不出现高度近视,但都是基因携带者
高度近视基因携带者	高度近视基因携带者	1/4发生高度近视
高度近视基因携带者	正视眼	子女中没有患高度近视的,但1/2为高度近视基因的携带者

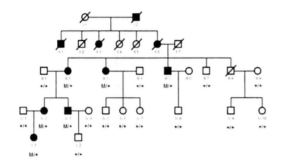

图 3-15　高度近视家系图

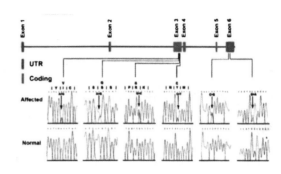

图 3-16　ZNF644 基因外显子突变示意图(见彩图)

与视网膜色素上皮和视网膜。由此提出,该转录因子可能参与了眼睛发育过程的调控作用。这还亟待后续研究工作进一步阐明

ZNF644 基因在高度近视的病理机制。

2. 先天性白内障遗传家系图

见图 3-17。

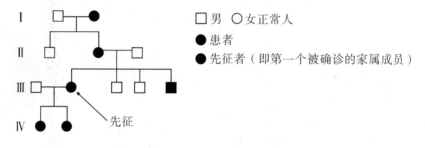

□男 ○女正常人

●患者

●先征者（即第一个被确诊的家属成员）

先征

图 3-17　先天性白内障遗传家系图

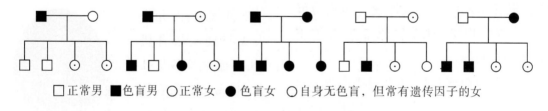

□正常男 ■色盲男 ○正常女 ●色盲女 ◉自身无色盲,但常有遗传因子的女

图 3-18　红绿色盲遗传家系图

3.红绿色盲遗传家系图、遗传规律及预防

色盲遗传规律

①患病率:男:女≈5:1;②母亲决定儿子。母亲发病,儿子必然发病;母亲是杂合子,儿子 50%发病;③父亲决定女儿。父亲发病,女儿是杂合子;父母都发病,女儿必然发病;④外公遗传外孙。

色盲预防

①防止近亲婚配;②对复发风险大,又

无法产前检查,劝其绝育;③孕期避免接触毒害、放射、环境污染等;④孕妇定期产前检查;⑤领养下一代。

(三)近视、弱视、低视力的区别

近视(图 3-19)、弱视(图 3-20)、低视力(图 3-21)都以视力低下为特点,但有本质区别。

1. 区别之一:定义

近视:调节静止时,平行光聚集在视网膜前,是屈光不下的一种。裸眼视力<1.0。

弱视:一种单眼/双眼最佳矫正视力低于正常,眼部无器质性病变,矫正视力≤0.8。轻度弱视矫正视力:0.6 ~ 0.8;中度:0.2 ~0.5;重度:≤0.1。

低视力:双眼视功能减退到一定程度,且不能用手术、药物或常规屈光矫正来提高视力。0.05≤好眼矫正视力<0.3。

2. 区别之二:主要临床表现

近视:远视力差,眯看远视物,视力疲劳,出现飞蚊症,病理近视、暗适应异常——夜盲现象,ERG 呈低常性,b 波下降,潜时延长。

弱视:单眼或双眼,主要是中心视力缺陷,拥挤现象,斜视,立体盲,P-VEP、P100潜伏期延长,振幅下降。

低视力:属于视力残疾,如不借助于特殊手段,很难胜任正常的工作、学习或其他活动。

3. 区别之三:主要病因

近视:除眼轴增长、屈光过强外,还有遗传、人种、环境、照明、营养等因素。

弱视:病因尚不明确,一般认为,小儿早期异常视觉刺激,如斜视、屈光参差、高度屈光不正等。

低视力:可以是各种眼病,先天性/遗传性,外伤,屈光不正等。

4. 区别之四:主要危害

近视:如不及时配戴合适眼镜,上述病因不能及时治疗,会加深近视的发展,出现多种并发症,甚至致盲。

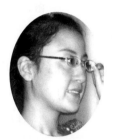

图 3-19　近视

弱视:功能性单眼立体盲,终身职业限制。

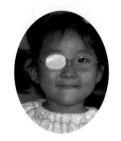

图 3-20　弱视

低视力:对儿童失去早期受教育机会,不能平等参与社会;对成人不能胜任原来的工作,造成心理障碍(恐惧),属于社会福利问题。

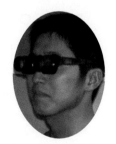

图 3-21　低视力

5. 区别之五:主要治疗手段

近视:戴矫正眼镜,改善照明,纠正不良饮食、卫生习惯,杜绝近亲结婚史等。

弱视：可治愈，相对简便，经济，但要早期干预，特别是 3~7 岁小儿治疗效果好，通常称之为"时间窗"。要去除引起弱视的各种干扰因素，充分矫正屈光不正、遮盖法、后压抑法及手术治疗等。

低视力：借助于助视器进行康复训练获得康复视力，助视器视力。

6. 区别之六：其他

如年龄及人群的分布，近视的发生、发展多见于儿童及青少年，通过光学矫正可达到正常视力；对于学龄前弱视儿童，视其病因不同可以通过矫治训练，恢复正常视力。而对于低视力患者，则考虑更多地发掘和利用其残余视力的视觉功能。

第 **4** 章

低视力相关检查

一、关于视力的检查

视力是评估视功能最基本的方法之一，视力的检查已被眼科医务工作者及有关的人员测量了几个世纪之久，与视力结下了不解之缘。视力检查的主要工具——视力表。

(一)远用视力表

1. 标准对数视力表(第一代)

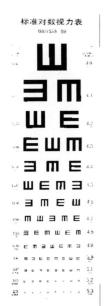

图 4-1 (第一代)

第一代标准对数视力表是 1990 年被定为国家标准 (GB - 11533-89)(图 4-1)。卫生部发文通知自 1990 年 5 月 1 日起全国实施至今，原国内早期沿用的《国际标准视力表》即行废止。

(1)常规检查方法

我国采用标准检查距离(d)为 5m,视力表上各行视标标有相应的各种参数即视力记录值,即五分记录和小数记录(表 4-1),五分记录是我国独创。其方法是先左 (即遮盖左眼查右眼视力)后右(遮右眼查左眼),记录下能分辨最小一行视标的视力值。除了能辨认该行的全部视标外，还能辨认下一行 1~2 个视标,可用(+)记下,如 4.7(0.5)这行视标已全部认出外，还能分辨下一行 2 个视标,记为 $4.7(0.5)^{+2}$ 反过来 4.7(0.5)这行未能全部辨认,认错 2 个视标,记为 $4.7(0.5)^{-2}$ 以此类推。

如被检者在 5m 距离处不能辨认第一行最大的视标，让被检者向视力表方向走近。为了方便起见，一般走近到距视力表 4m、3m、2.5m…等处，到刚好能辨认出第一行视标(4.0/0.1)为止，按 snellen 公式 $V=d/D$ 计算。如走近到 4m 时,$V=4/50=0.08$;走到 3m 时,$V=3/50=0.06$……走到 0.5m 时,$V=0.5/50=0.01$,以此类推(表 4-2)。若走近仍不能辨认视力表上 4.0 最大视标,则改用手掌摆动或电筒光闪暗,观其能否辨认。若能辨手动,记为 2 分;辨光感,记为 1 分,无光感者记为 0 分,故称为五分记录法(表 4-3)。这是眼科临床常用的走近法,容易掌握。

表 4-1　远用标准对数视力表主要数据一览表

左侧		补充	右侧	
视角 α(1′)	设计距离 D(m)	视标边长(标高)mm	5分记录(L)	小数记录(V)
$10^{1.0}=10.000′$	50.00	$C_1=72.72$	4.0	0.1
$10^{0.9}=7.943′$	39.72	$C_2=57.76$	4.1	0.12
$10^{0.8}=6.310′$	31.55	$C_3=45.88$	4.2	0.15
$10^{0.7}=5.310′$	25.06	$C_4=36.45$	4.3	0.20
$10^{0.6}=3.981′$	19.91	$C_5=28.95$	4.4	0.25
$10^{0.5}=3.162′$	15.81	$C_6=23.00$	4.5	0.3
$10^{0.4}=2.512′$	12.56	$C_7=18.27$	4.6	0.4
$10^{0.3}=1.995′$	9.98	$C_8=14.51$	4.7	0.5
$10^{0.2}=1.585′$	7.93	$C_9=11.53$	4.8	0.6
$10^{0.1}=1.259′$	6.30	$C_{10}=9.16$	4.9	0.8
$10^{0}=1.000′$	5.00	$C_{11}=7.27$	5.0	1.0
$10^{-0.1}=0.794′$	3.97	$C_{12}=5.78$	5.1	1.2
$10^{-0.2}=0.631′$	3.15	$C_{13}=4.59$	5.2	1.5
$10^{-0.3}=0.500′$	2.51	$C_{14}=3.64$	5.3	2.0
$α=10^n$	$D=5α$	$5×5000αρ′$	$L=5-Logα$	$V=1/α$

表 4-2　一次性走近法测 0.1 即 4.0 以下视力记录（标准距离为 5m）

走近距离(m)	4.0	3.0	2.5	2.0	1.5	1.2	1.0	0.8	0.6	0.5
5分记录值(L)	3.9	3.8	3.7	3.6	3.5	3.4	3.3	3.2	3.1	3.0
小数记录值(V)	0.08	0.06	0.05	0.04	0.03	0.025	0.02	0.015	0.012	0.01

表 4-3　五分制与小数制对照

五分制	0	1	2	3	4	5	6
	无光感	光感	手动	指数/50cm			
小数制	0	$\frac{1}{\infty}$	0.001	0.01	0.1	1.0	10.0

(2)特殊检查方法——变距法

视力低下除了上述走近法以外，还可采用变距法，即把视力表最后一行设计距离(D)2.5m 当作检查距离(d)，用于测定视力值低于 0.1 以下的视力值。

①缩短法：用小数值表示

把标准检查距离 5m 缩短 1/2 即 2.5m，所测得的小数视力值也是原来的 1/2。如患者在 2.5m 仅能辨认 0.3 行的视标，其真实视力值为 0.15，即 0.3/2=0.15，依次类推。

②五分记录法减去矫正值 0.3

如患者在 2.5m 仅能辨认 4.0 (0.1)行

视标,其真实视力值为 4.0-0.3=3.7(0.05)。

解读"矫正值 0.3":若检查距离 d=5m时,能辨认 2.5m(设计距离 D)这行的视力值是 5.3,目前患者把 2.5m 这行当作检查距离(d′)用,那么该行的视力值就是 5.0。用 5.3-5.0=0.3 即为矫正值。

2. 标准对数视力表(第二代)

第二代标准对数视力表(图 4-2a、b),是由王勤美等设计的,国标为 GB11533-2011。于 2011 年 12 月 30 日由中华人民共和国颁布,与 2012 年 5 月 1 日开始实施。

与第一代相比是在第一行(顶行)增加一个视标,呈现出两个视标的样式,这是为了避免记忆效应。图 4-2a 作为标定检查距离为 5m 时,其各种参数、应用方法完全同第一代(表 4-1)。图 4-2b 研制成一表两用,颇有新颖的创意。左侧仍保持检查距离

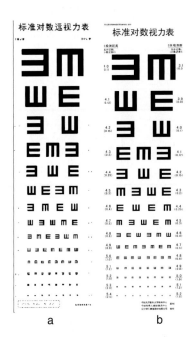

图 4-2　(第二代)

为 5m(同第一代),但右侧在某种研究意义上是为了视力低下而设计的。即检查距离为 3m,第一行为 3.8(0.06)随之各种参数也改变(表 4-4)。

总之,标准对数视力表无论是第一代还是第二代产品,都有国标定论,为国人广泛应用着,成为中国视力表族一大派别。

3. 研制低视力视力表——与国际 LogMAR 视力表接轨

国际 Log MAR 视力表是国际上专门为视力低下者设计的视力表,版面成倒三角"▼"形,每行视标数(字母)相等为 5 个,行距和字距恒定,视标增率均匀,以对数来表达视力值。对数值越大,视力值越低;反之亦然。

低视力视力表堪称中国 LogMAR,其版面与国际 LogMAR 相同。视标"E"字形,视力记录 5 分和小数对照(表 4-1)。既符合国情(标准对数视力表各种参数),又能与国际接轨(国际 LogMAR 视力表)。图 4-3是接轨示意图及衍生的各种 LogMAR 视力表 a、b、c。

(1)与国际接轨要点

①严格遵守 1′视角这个永恒不变的国际化定理(图 4-4、图 4-5)。

②把国际的英制单位转换为公制(米制)单位(图 4-6)。

如远用检查距离 d=20 尺(6m)转换为 5m,d=13 尺(4m)转换为 2.5m,d=10 尺(3m)转换为 2m。

近用检查距离 d=16 寸(40cm)转换为 25cm,d=14 寸(35cm)转换为 25cm。

表 4-4　一表两用版面及参数解读

左侧 d = 5m				右侧 d = 3m			
版面内容		相关数据		版面内容		相关数据	
5 分记录	小数记录	设计距离(m)	视角 α(1′)	5 分记录	小数记录	设计距离(m)	视角 α(1′)
4.0	0.1	50	$10^{1.0}=10.000′$	3.8	0.06	46	$10^{1.2}=15.949′$
4.1	0.12	40	$10^{0.9}=7.943′$	3.9	0.08	38	$10^{1.1}=12.589′$
4.2	0.15	32	$10^{0.8}=6.310′$	4.0	0.1	30	$10^{1.0}=10.000′$
4.3	0.2	25	$10^{0.7}=5.310′$	4.1	0.12	24	$10^{0.9}=7.943′$
4.4	0.25	20	$10^{0.6}=3.981′$	4.2	0.15	19	$10^{0.8}=6.310′$
4.5	0.3	16	$10^{0.5}=3.162′$	4.3	0.2	15	$10^{0.7}=5.310′$
4.6	0.4	13	$10^{0.4}=2.512′$	4.4	0.25	12	$10^{0.6}=3.981′$
4.7	0.5	10	$10^{0.3}=1.995′$	4.5	0.3	9.5	$10^{0.5}=3.162′$
4.8	0.6	8	$10^{0.2}=1.585′$	4.6	0.4	7.5	$10^{0.4}=2.512′$
4.9	0.8	6	$10^{0.1}=1.259′$	4.7	0.5	6	$10^{0.3}=1.995′$
5.0	1.0	5	$10^{0}=1.000′$	4.8	0.6	4.8	$10^{0.2}=1.585′$
5.1	1.2	4	$10^{-0.1}=0.794′$	4.9	0.8	3.8	$10^{0.1}=1.259′$
5.2	1.5	3	$10^{-0.2}=0.631′$	5.0	1.0	3	$10^{0}=1.000′$
5.3	2.0	2.5	$10^{-0.3}=0.500′$	5.1	1.2	2.2	$10^{-0.1}=0.794′$
5.4	2.5	2	$10^{-0.4}=0.400′$	5.2	1.5	1.9	$10^{-0.2}=0.631′$
$5-Log\alpha$	$1/\alpha$	5α	10^{n}	$5-Log\alpha$	$1/\alpha$	3α	10^{n}

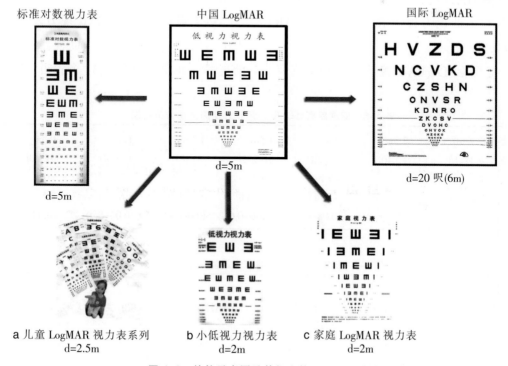

标准对数视力表
d=5m

中国 LogMAR
d=5m

国际 LogMAR
d=20 呎(6m)

a 儿童 LogMAR 视力表系列
d=2.5m

b 小低视力视力表
d=2m

c 家庭 LogMAR 视力表
d=2m

图 4-3　接轨示意图及其衍生的 LogMAR 系列

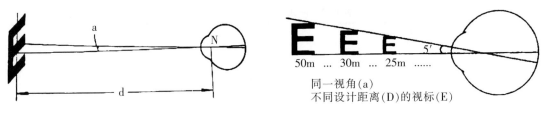

图 4-4　1′视角示意图

图 4-5　同一视角(α)不同设计距离(D)的视标(E)示意图

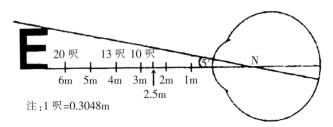

注：1 呎=0.3048m

图 4-6　同一视角不同检查距离(d)示意图

(2)儿童低视力视力表

国际 LogMAR 视力表 d=13 英尺转换成 2.5 米，成功研制出儿童 LogMAR 视力表系列(图 4-3a)，其调节力及测试范围见表 4-5。

(3)小低视力视力表及家庭 LogMAR 视力表

把国际 LogMAR 视力表 d=10 英尺 (3m)转换成 2m，成为小视力表装在便携式视力表箱内(图 4-3b、c)；家庭 LogMAR 视力表可以悬挂在墙上。其调节力及测试范围见表 4-6。

以上堪称中国 LogMAR 视力表，已列入中残联辅具器具之一，随助视器柜、箱及助视器一并发放到全国 31 个省市、地区的

表 4-5　标准距离 d=2.5m、调节力及测试视力范围表

检查距离(d)	2.5m	2m	1.5m	1.2m	1m	0.5m
调节力 D=1/f	+0.40D	+0.50D	+0.75D	+0.87D	+1.00D	+2.00D
矫正值	0	−0.1	−0.2	−0.3	−0.4	−0.5
视力范围	4.0~5.0	3.9~4.9	3.8~4.8	3.7~4.7	3.6~4.6	3.5~4.5
	(0.1~1.0)	(0.08~0.8)	(0.06~0.6)	(0.05~0.5)	(0.04~0.4)	(0.03~0.3)

表 4-6　标准距离 2 米、调节力及测试视力范围表

检查距离	2m	1.5m	1.2m	1m	0.5m
调节力	+0.50D	+0.75D	+0.87D	+1.00D	+2.00
矫正值	0	0.1	0.2	0.3	0.4
视力范围	4.0~5.0	3.9~4.9	3.8~4.8	3.7~4.7	3.6~4.6
	(0.1~1.0)	(0.08~0.8)	(0.06~0.6)	(0.05~0.5)	(0.04~0.4)

康复中心、眼科低视力门诊及眼镜店等应用(图 4-7、图 4-8)。

(二)近用视力表

在低视力患者的视觉康复中，检测近视力的目的是为了鉴定患者能否适应近距离工作，工作或环境是否需做某些改变，或是否需戴眼镜或助视器。

1. 国际常用的 LogMAR 近用视力表 d=16 寸(40cm)

视标为"E""C"正反面及图形和数字正反面，近用 LogMAR 视力表见图 4-9。

版面内容解读(共 17 行):

左侧:20/200(寸)……20/12.5、20/10
　　　6/120 (m)……6/3.8、6/3

右侧:8.0(M)……0.25、0.2
　　　0.05(v)……1.6、2.0

附带小视力表:它们是从主体图第 7 行到第 17 行截选下来的，共 11 行，其视力

值与主体相同,避免了拥挤效应。

2. 标准对数近视力表(温州)(2012)

图 4-10 是一款正宗的标准对数近视力表,不需要接轨,其版面造型设计完全同图 4-9,可与其媲美,应推广应用。符合国标,标准检查距离 d=25cm,共 15 行。左/右标有视力值,从 3.7(0.05)~5.1(1.2)。其秘笈解读见表 4-7。

3. 新型近用对数视力表(天津)2006

新型近用对数视力表(图 4-11)是根据图 4-12 设计的。该表由 6 个图形组成,中间是两个对底等腰三角形,四周是 4 个直角三角形。前者是"E""C"形视标,后者分别是"数字""汉字""图形"及"字母"形,涵盖了目前常用的 6 种视标形式,患者坐在任意一个位置方向均能进行检查。标准检查距离 d=25cm,视标四周有五分及小数记录值。

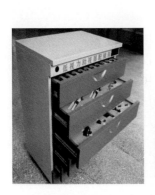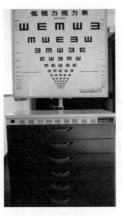

图 4-7 柜式助视器配镜箱及低视力视力表
(d=5m)

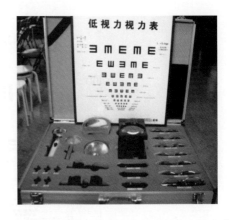

图 4-8 便携式助视器配镜箱及低视力视力表
(d=2m)

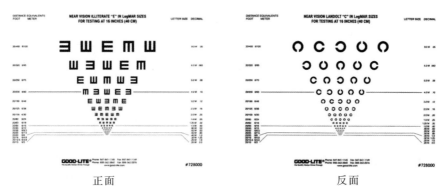

正面　　　　　　　　　　　　反面

"E"、"C"型近用 LogMAR 视力表

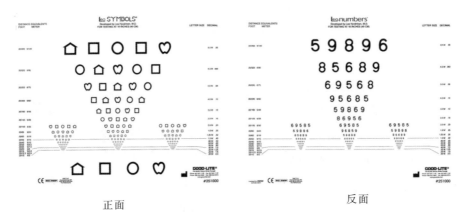

正面　　　　　　　　　　　　反面

"图形""数字"型近用 LogMAR 视力表

图 4-9　国际 LogMAR 近用视力表

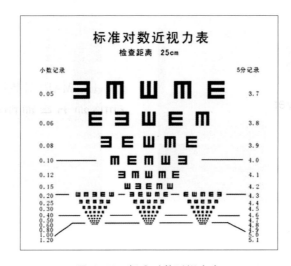

图 4-10　标准对数近视力表

表 4-7　秘笈解读

左侧	小数视力	0.05	0.06	0.08	0.1	0.12	0.15	02	0.25	0.3	0.4	0.5	0.6	0.8	1.0	1.2
右侧	5 分视力	3.7	3.8	3.9	4.0	4.1	4.2	4.3	4.4	4.5	4.6	4.7	4.8	4.9	5.0	5.1
相应参数	设计距离 cm	500	400	320	250	200	160	130	100	80	60	50	40	30	25	20
	视角 a	$10^{1.3}$	$10^{1.2}$	$10^{1.1}$	$10^{1.0}$	$10^{0.9}$	$10^{0.8}$	$10^{0.7}$	$10^{0.6}$	$10^{0.5}$	$10^{0.4}$	$10^{0.3}$	$10^{0.2}$	$10^{0.1}$	10^{0}	$10^{-0.1}$
	视标边长 mm	7.26	5.76	4.58	3.64	2.89	2.30	1.82	1.45	1.15	0.91	0.73	0.58	0.46	0.36	0.29

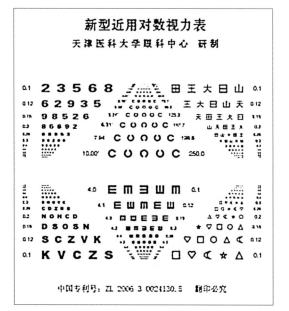

图 4-11　新型近用对数视力表(天津)　　　　图 4-12　LogMAR 近视力卡(中国香港)

(三)视力值表达法

1. 小数记录 Monoyer

$V=1/\alpha$(倒数尺)　国情　(1875 年)

2. 分数记录 Snellen

$V=d/D$(线性尺)　国际　(1862 年)

3.5 分记录

$L=5-Log\,\alpha$(对数尺)　国情　(1990 年)

4. 视角对数记录

Log MAR(对数尺)　国际　(1976 年)

(四)视力与视功能的关系(视力≠视功能)

案例 1：一个近视眼患者裸眼视力为 0.5,矫正后(-1.75D)视力为 1.0,从不戴眼镜 0.5 到戴上眼镜后矫正到 1.0,其视力的改善程度为 50%(图 4-13 左侧纵坐标)。那么医生/验光师会毫无疑问的建议患者配戴一副看远的矫正眼镜,并开具配镜处方。

案例2：一位低视力患者双眼裸眼视力为0.05，经矫正（+4.50DS/+2.75DC×90）后视力可以提高到0.1（图4-14，左侧纵坐标）。其改善程度仅为微弱的5%。这时医生会劝告此类患者不必做任何视力矫正，因为无论矫正或不矫正均视为是视残患者。

评估

从案例1、案例2可以看出，用小数值做比较（50%与5%），其改善的程度绝对不等。但是，若将纵坐标的小数值，改换为对

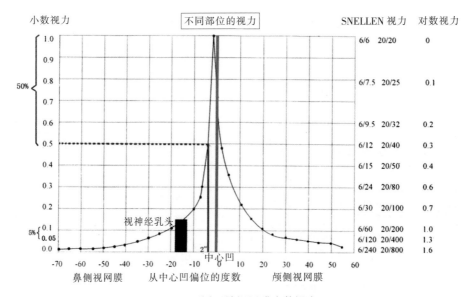

图4-13　不同区域视网膜小数视力

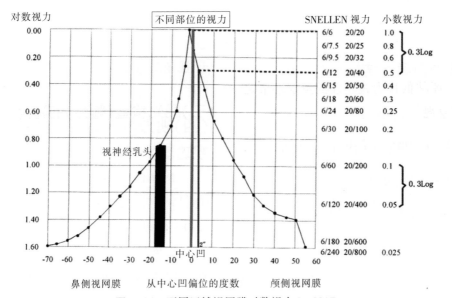

图4-14　不同区域视网膜对数视力 LogMAR

数值进行比较(图 4-14,右侧纵坐标),会惊人的发现,两个数字不等的视力值,经戴矫正眼镜后,视力改善程度是完全相同的,都是 0.3 Log 单位。

从两例患者反馈的信息来看,也都是相同的。感觉到视功能无论是主观上还是客观上都有显著的提高。对视光学疗法充满了信心,所以给两患者都要出具配镜处方,配戴普通眼镜。

对不同视网膜区域小数视力值与对数视力值比较

图 4-14 及表 4-8 显示了两个案例视力改善程度在对数纵坐标上的比较关系,证实了许多低视力患者的视觉阈值用对数纵坐标更为合理。所以对评估视残患者的视功能,无论是应用国际上 LogMAR 视力表还是国产的低视力视力表均有普遍的应用价值。

表 4-8　对图 4-(13、14)版面秘笈解读

图 4-13	左侧	小数值	0.025	0.05	0.1	0.2	0.3	0.4	0.5	0.6	0.7	0.8	0.9	1.0
				例 2 改善 5%			不等		<--- 例 1 改善 50% --->					
图 4-14	右侧	对数值	1.6	1.3	1.0	0.7	0.6	0.4	0.3	0.2	0.1			0.0
				0.3 Log			相等		<--- 0.3 Log --->					
		计算	1.3 − 1.0 = 0.3 (Log)				相等		0.3 − 0.0 = 0.3 (Log)					

二、屈光检查

屈光检查是指低视力的验光(refracting the low vision patient)。良好的验光技术是评估低视力视功能的重要环节之一,不可忽视。

(一) 低视力屈光检查 / 屈光矫正的意义

1. 从病因分析约 20% 与屈光不正相关,不可轻言"不可矫正"。其意义在于筛查出真实的视残患者,科学的计算低视力/盲的患病率,合理的评估视残鉴定的级别。

2. 明确治疗手段:通过屈光矫正可获得"清晰"的视力,就应配戴普通矫正眼镜,其优点是视野大,方便走路,寻找东西。在戴眼镜的基础上通过助视器使得相对"清晰"的视力进一步提高分辨率,获得实用的康复视力。

(二)屈光检查(验光)的特点

低视力患者的验光与普通的屈光不正验光是不同的。平时使用的电脑验光仪或综合验光仪不应常规应用于低视力患者的客观及主观的屈光检查,建议使用视网膜检影法和试片镜架。Bailey(1978)列出不用综合验光仪的依据:包括旁中心注视,头位倾斜,眼球震颤以及低视力患者特有的光

敏感性搜寻性眼动。

1. 采用原始的视网膜检影法

增大球面镜光度来估计患者的残余矫正视力。如 ±1.00DS 或±2.00DS 梯度,在验光之前先放置球镜片引出不同的反应。可将+6.00DS/-6.00DS 作为起始光度镜片(图4-15)。

2. 关于交叉柱镜的应用

常用的±0.25D 的 Jackson 交叉柱镜因其屈光度太小,不能达到低视力患者的最低阈值,故不能使用。矫正视力<4.0(0.1)常用±1.00DC 手持交叉柱镜,矫正视力>4.0(0.1)可采用±0.50DC 交叉柱镜。

3. 裂隙片的应用

裂隙片是检查散光的仪器。将裂隙片(图 4-16)放置于裂隙架上,叠置有一定屈光度的球镜片上,嘱患者自行旋动其轴向以求得最佳方位。然后增减球镜屈光度以求得更为良好的视力,当确定一个子午方位屈光度后,在与之相垂直的另一子午线方位放置裂隙片,并增减球镜

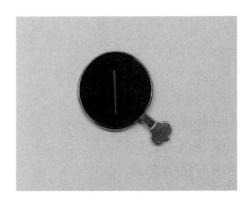

图 4-16 stenopaic 裂隙片

屈光度以求得最佳矫正视力,分析后获得屈光处方。

调整散光轴位焦度:将不同焦度的柱镜片放置在试片架上,患者自行旋转柱镜轴向,以求最佳矫正效果。柱镜焦度可从3.00D 开始,适量增减。

(三)低视力快速验光法——2.5×望远视力计

基于望远镜调焦可以矫正屈光不正的特性,临床制成主观望远验光仪(图4-17)。该仪器为伽利略双筒望远镜,使用时旋动调焦手轮,使之与镜筒上的焦量刻度0 位相对应。红色点位置对准0,其左右标

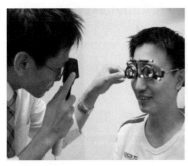

视网膜检影

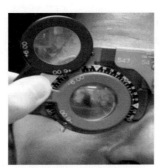

起始光度试镜片±6.00D

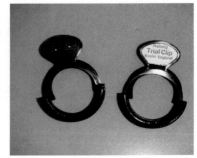

Halberg 镜片夹

图 4-15 原始检影法

附:低视力检查流程图

低视力检查流程图是低视力康复模式的基础,见下图4-24。

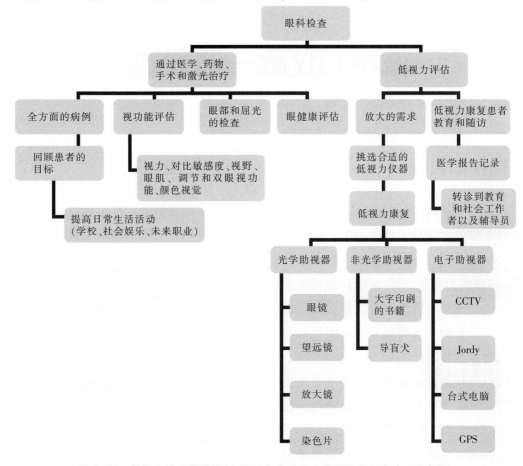

图4-24 低视力检查流程图(本图引自香港胡志城教授英文资料—编者译)

补白:低视力门诊/康复中心布局参考

1.人员:① 眼科医生(具有眼科临床经验),负责眼科诊断、视残鉴定等,开具低视力助视器处方;② 视光师:熟练掌握低视力患者的屈光检查、开具矫正眼镜及助视器的处方;③ 护士:负责患者的问诊、登记、保管科室的财物等;④ 经过培训的训练师:指导和训练低视力患者及家属熟练使用助视器及生活技巧等诸多事宜。具体人数可根据实际情况灵活掌握和安排。

2.基本设备:要有足够大的场地(至少两个诊室),有一套明亮的橱柜,展示多种助视器,惠及低视力患者;除眼科门诊必备的设备仪器如裂隙灯、眼底镜等,要配有一套较完整的验光设备,如自动验光仪、带状光检影镜、镜片箱、试镜架、Stenopaic 裂隙片、Halberg 片夹、角膜曲率计、顶焦度计、快速验光仪—2.5×望远视力计等。

3.远用、近用低视力视力表(中国LogMAR及其系列产品等)。

4.建立完整的低视力档案,达到全方位的史志记载。

第 **5** 章

低视力仪器—助视器

一、助视器概述

助视器（visual aids）堪称低视力仪器。它不但是提供给视残患者使用的一种辅助器具，又是低视力患者保健康复的治疗仪器。如同使用助听器一样，可以让患者听到原本听不到或听不清的声音，助视器的使用同样可以帮助患者看到原本看不见或看不清的物体或目标。

所以助视器的定义是：凡可改善低视力患者活动能力的任何装备和设备均称助视器。包括光学性及非光学性的，借以使低视力患者充分利用其残余视力来获得康复视力/助视器视力（rehabilitation visual acuity/low vision aids）。

助视器在低视力保健（low vision care）及康复中只是一部分而非全部。它不能在本质上提高低视力患者的视力或视野，而是借助助视器的放大作用或光线偏折作用以改变视网膜的成像来提高视觉水平。但不论哪种眼病引起的视力减退且用手术、药物治疗或配眼镜后仍无法改善时，助视器的使用将为患者提供最后一次提高视功能的机会。

二、光学助视器

光学助视器是一种可以通过其光学特征来提高患者视觉活动的装置，可分为凸透镜、三棱镜、平面镜及电子助视器等。凸透镜对目标可产生放大作用；三棱镜或平面镜可以改变目标在视网膜上的成像位置；电子助视器因含有光学镜头而归属于光学助视器。

(一)远用光学助视器的类型及光学系统

其基本类型有两种：即开普勒式望远镜和伽利略式望远镜（表5-1）。所有的望远镜无论是天文、地理、军事等，都可以认为由两个光学结构组成，即物镜和目镜。物镜通常是正透镜，离所观察的目标近；目镜离观察者的眼睛很近，是屈光力较物镜大得多的负或正透镜，目镜的正负与这两种类型有关（两种望远镜放大倍率的计算见第7章）。

性能：能缩短患者与目标的距离，借以提高视力，为角性放大作用[见本章四(一)1]。

表 5–1　望远镜的基本类型及光学结构

类　型	开普勒 (Keplerian)		伽利略 (Galilean)	
光学结构	目镜	正透镜(+)凸	负透镜(−)凹	
	物镜	正透镜(+)凸	正透镜(+)凸	

1. 单筒望远镜 (Keplerian) 系列

该类型望远镜物镜与目镜均为正透镜,且目镜屈光力比物镜大的多。其产生的是倒像,需经过三棱镜的调整才能看到直立的正像,镜筒较伽利略望远镜要长,视野较小(约 7°),放大倍率可达 4.0×~8.0×。

(1) 手持型单筒开普勒式望远镜

具有旋转式调焦系统,看远物体拉长镜筒,看近物体缩短镜筒。图 5–1 显示不同倍率(2×~10×)单筒望远镜,使用时可用一只手拿着,也可用支架支撑(图 5–2),携带方便。

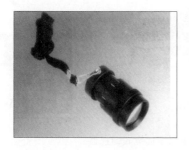 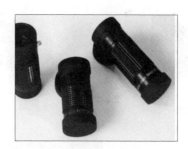

图 5–1　单筒望远镜系列。

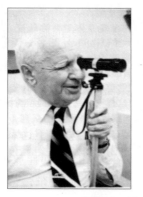 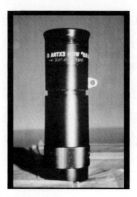

图 5–2　用支架支撑望远。

（2）指环式望远镜

指环式望远镜使用时可套在大拇指上，其放大倍率为2×，视距范围为20cm至无限远。该望远镜小巧方便，用时不惹人注目，深受低视力患者青睐（图5-3）。

（3）卡式望远镜—高级夹持式单筒望远镜式助视器（图5-4）

是一组旋转式调焦、屈光度可调的夹持式单筒望远镜，望远镜按固定的位置卡在眼镜上，适合患者短时间使用，且戴有普

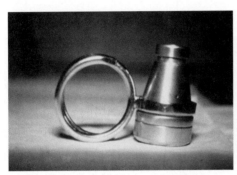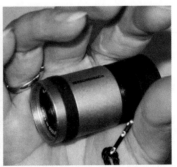

图5-3   指环式望远镜

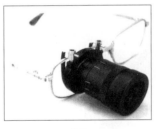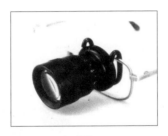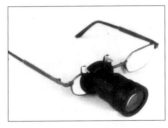

a 2.5×   b 2.8×   c 5×、10

图5-4   高级夹持式单筒望远镜式助视器

通框架矫正眼镜，尤其是对有较大的散光（>2.00DC）和特殊散光轴位的眼。a 放大倍率为 2.5×；b 放大倍率为 2.8×；c 是由 a 改进而来的，在物镜上额外加入增加屈光度镜片，以获得高倍率、高级光学系统，成像清晰。如增加镜片倍率为 2×、4×，则总倍率分别为 5×、10×。

用途：用于对目标的准确定位，如外出旅游时看路标，识别公交车线路、站牌、电子牌上列车/航班等时刻表。

2. 双筒望远镜（Galilean）系列

伽利略望远系统物镜为正透镜，目镜为负透镜。同样放大倍数的伽利略望远镜，比开普勒望远镜的镜筒要短一些，但其成

像质量较同等放大倍率的开普勒望远镜要差。

（1）眼镜式望远镜助视器

眼镜式望远镜助视器常采用伽利略式望远系统，焦距可调，属于低倍放大率望远镜，为 2.5×~3×，视距范围为 70cm 至无限远；视野较大，15°~20°，易被低视力患者接受。图 5-5 为一般的眼镜式望远镜。

另一种常用的眼镜式望远镜助视器为目镜后眼镜联合远用望远镜（图 5-6）。将

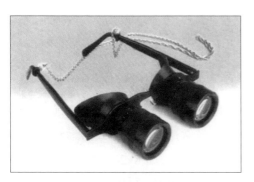

图 5-5　双筒眼镜式助视器

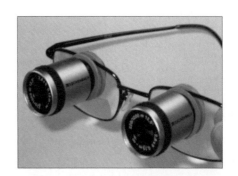

图 5-6　目镜后眼镜联合远用望远镜

远用望远镜根据患者的瞳距固定在矫正屈光不正的常规眼镜上，利用望远镜的角性放大作用，将常规光学眼镜所看到的相对清晰的影像放大。

用途：适于看电视、电影、体育赛事、博物馆、剧院、音乐会等，以及学生上课看黑板用。

（2）头盔式远用助视器

其放大倍率是 2.5×，视野大（20°），带

在头上方便、舒适，可用于中距离使用，如玩牌、看乐谱、操作计算机等。更适合手颤患者，可作盲人增视镜（图 5-7）。

（3）各种手持式望远镜

这是市场和旅游景点常见到的一种中央调焦式望远镜，放大倍率为 2×~3×，可做儿童玩具或低视力患者观看文艺表演等（图 5-8）

（4）MaxTV 低视力助视器

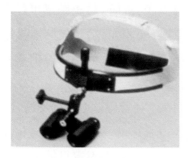

图 5-7　头盔式远用助视器

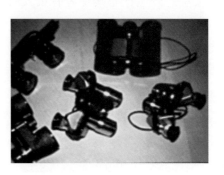

图 5-8　各种手持式望远镜

MaxTV 低视力助视器(图 5-9)为时尚光学远用望远镜式助视器，从外形上看不再是镜筒式，其放大率 2.1×，视野 20°，视距范围 3cm 到无穷远。调焦利用两侧镜腿上的齿轮前/后转动，适合看电影、电视、观鸟等各种赛事，或对任何在远程查看放大的图像会有所帮助。

(5)双光望远镜(Ocutech)

双光望远镜(因为是全直径望远镜，所以也属于伽利略望远镜)为患者提供了望远镜系统的优点，同时也保证患者可以自由运动。望远镜安装在负载镜片的高处，在患者行动或从事各种工作的同时，望远镜"不挡道，不碍眼"，当患者稍微低下头，使望远镜与眼睛成为一条直线时，患者就可以利用其注视远方(图 5-10)。这类患者不会整天使用望远镜 (因为可选配全直径望

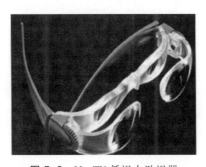

图 5-9　MaxTV 低视力助视器

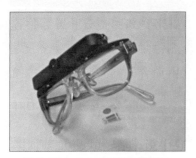

图 5-10　Ocutech 双光望远镜

远镜)，而是仅仅想放大远处物体时使用，这点非常重要。了解这一点以后，我们就可以知道为什么双光望远镜的处方适用于学生，学生需要在教室里看黑板，同时还需要看近处阅读书写，还适用于既需要看远处物体同时又能移动注视目标的患者——不管怎样，需要望远镜具备较大的灵活性来满足患者不同的视觉改变的需要。

3. 两大望远镜的比较(表 5-2)

以上这两种类型的远用望远镜是低视力门诊最常用的可调焦式望远镜，望远镜镜筒上的标志，如 8×20。7°，其含义是该望远镜可放大 8 倍，物镜直径为 20mm，视野大小为 7°。

4. 使用方法

关于远用望远镜的使用方法，目前查阅国内外的有关资料上看无具体的阐明。据我们多年的实践体会，一般是双眼残余视力相同或接近是可以推荐实用双筒望远镜(如高度近视)。如果视力不等，要用视力较好的那只眼接受助视器。至于应用单筒还是双筒的要根据患者的具体情况及要求而定。

让患者坐(站)在低视力视力表(或标准对数视力表)对面。检查距离可随时因病人视力更改(变距实用)。先测出裸眼或带普通矫正眼镜的视力值，然后把选定的助视器示教给患者，让其用双手分别握住望远镜的目镜(对着眼睛这端)及物镜(对着物体即视力表那端)筒，可同时向相反方向轻轻转动，或一只手固定目镜另一只手转

表 5-2　两大望远镜的比较

种类	开普勒(Keplerian)单筒	伽利略(Galilean)双筒
放大倍数	3×–10×	2×、2.5×
形式	手持式	眼镜式
物像	倒立(需加△)	直立
视野	小	大
双眼视觉	不支持	支持
镜筒	长	短
重量	重	轻
调焦	调焦式	可调焦式及非调焦式
光学性	复杂	简单
周边畸变	不明显	明显

动物镜筒。先找到并看清刚才即没有使用助视器前那行视力值，然后继续调节即转动望远镜的筒长短，看视力表下方的视标直到尽可能看清的这一行为止，并记录下该行的视力值，便是戴助视器后的视力。且要在望远镜的视野范围内慢慢的耐心去测视力，不要苛求达到 1.0。特别是严重的视力低下，只要有所改善或略有提高都是可喜的进步，届时应积极鼓励患者使用助视器。这样把远处的物体(目标)拉近变大，把原本看不到，看不清的目标看到、看清了，这就是应用助视器康复的目的。

5. 远用望远镜助视器的优缺点

优点：能使远处的目标放大，它是提高改善低视力患者远视力唯一可推荐使用远用望远镜式助视器。

缺点：视野明显缩小，目标拉近及体积变大，当患者头部转动时，可见目标快速向反方向运动，令人难以适应，所以不能用于帮助走路，搜寻物体等。

正常视力的人也可戴上这种望远镜观看体育比赛、舞台表演，等等，但是视野很小，不能走路(按 WHO 推荐的盲目标准，无论中心视力如何好(>0.3)，若视野半径<5°，便是一级盲)。除视野小之外，戴上 2.5× 的望远镜，目标拉近 2.5×比实物也放大了 2.5 倍，当头部转动时，目标向相反方向运动的速度比头部转动时要快 2.5×。致使人头晕，眼花缭乱，再加上景深又短，难以帮助走路的。以上这些情况必须经过一段训练，方能适应。视觉康复训练是需要时间和耐心的工作。

(二)近用光学助视器

1. 近用眼镜式助视器

(1)普通正透镜

也称眼镜正透镜助视器。常用眼镜式近用助视器式一组屈光度数较大的正焦度透镜，一般是双眼一致的，外观与普通眼镜相同，(如图 5-11)。平常的老视(花)眼镜正焦度为+1.00D~+4.00D。而眼镜式助视器从+4.00D 开始，最高达+40.00D。所

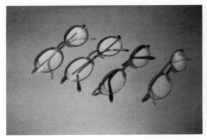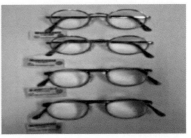

图 5-11   眼镜式助视器

表 5-3   眼镜式放大镜比较

	正透镜度及 △	A(D)	放大率	物距 mm
双眼	+6D 8△	4	2.5×	100
	+8D 10△	4	3 ×	83
	+10D 12△	4	3.5×	72
单眼	+12D	4	4 ×	63
	+16D	4	5 ×	50
	+20D	4	6 ×	42
	+24D	4	7 ×	36
	+28D	4	8 ×	31
	+32D	4	9 ×	27

以把+4.00D 以上(不包括+4.00D)的眼镜属于助视器的范畴内。单眼眼镜式助视器有普通的正透镜。其他如非球面正透镜及非球面反合透镜,等等,放大倍数从 4~20D 不等(表 5-3)。

● 正透镜加三棱镜

为了达到双眼单视的效果,看近伴调节、辐辏运动,用底朝内的三棱镜能使像外移,补充辐辏不足(与瞳距有关):三棱镜(△)=瞳距(cm)×辐辏(MA)。

双眼附加的棱镜度通常采用的做法是:每 D 的透镜附加 $1^{\triangle}$,为缓解视疲劳常在总棱镜度后多加 $2^{\triangle}$。如一副眼镜式助视器左右眼均为+10.00D,则两眼的处方为:OD:+10.00D,$12^{\triangle}$BI OS:+10.00D,$12^{\triangle}$BI。

(2)菲涅尔近用眼镜式助视器

菲涅尔镜片特点:一面为光面,另一面刻录了由小到大的同心圆,菲涅尔透镜相当于在普通的透镜上去掉了材料中不起实质作用的截面为四方形的圆柱体或圆柱环(如图中彩色部分),将需要去掉的环体移走后,便形成了极薄的刺状同心圆(图 5-12)。菲涅尔近用眼镜式助视器的焦度为+6.00~+20.00D。镜架采用可调瞳距式镜架,根据不同情况进行调节,与传统镜架相比具有更好的舒适度。

(3)双焦眼镜助视器

双焦点眼镜助视器是下加为较大屈光度的正透镜(图 5-13)。这种助视器适合于通过矫正有一定远视力提高的低视力患者,上方看远,下方看近,进行阅读和书写。使用近用眼镜看书时,眼睛与书的距离明

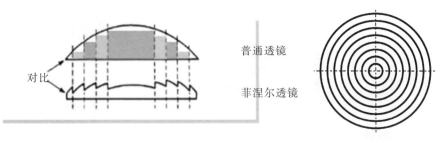

普通透镜

菲涅尔透镜

对比

图 5-12　菲涅尔镜片及原理

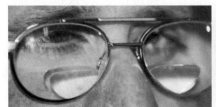

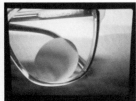

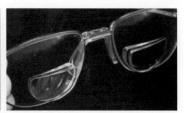

+36D 双焦点眼镜助视器　　　　双焦眼镜助视器　　　　24$^\Delta$ 棱镜的双光眼镜

图 5-13　双焦眼镜助视器

显变近才能看清，并且随着眼镜助视器屈光度数增大而变得更近。

（4）夹持式双目放大镜

是另一种近用望远镜，夹持的镜片可向上翻起，使用方便。图 5-14 为双目组合放大镜，不同焦度的镜片组合能够提供不同的放大倍率：1.5×、2.5×、3.5×，工作距离为 400mm/250mm/160mm；图 5-15 为夹持式双目放大镜，弹簧夹将放大镜夹在眼镜上，双眼的放大镜合并在一起，使其视野广

阔，立体效果好。倍率是 1.5×、2.5×、3.5×。夹持支架使用橡胶套，不会对眼镜镜片产生刮痕，适用于手臂震颤者。

（5）宽视野高倍率近用助视器

特点：视野宽阔，倍率高，放大倍率为 2.5× 与 4.5×。工作距离范围 340~420mm，固定焦距。不产生疲劳，能腾出双手（图 5-16）。

（6）可调焦近用助视器

图 5-17 为 2.5× 可调焦近用助视器，伽

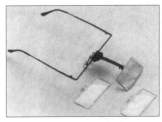
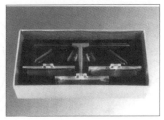

图 5-14   双目组合放大镜

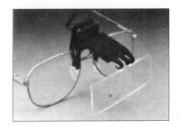

图 5-15   夹持式双目放大镜

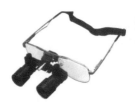
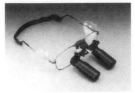

图 5-16   宽视野高倍率近用助视器

利略光学系统，图像无变形，工作距离400mm。

(7)用于远视和近视的眼镜望远镜

这是放大倍率为 2× 的远近两用望远镜，视距范围为 2m 至无限远，可调焦范围为 -10D~+10D（图 5-18）。：单眼应用眼镜式助视器，若视力差眼还有光感以上的视力，应用助视器来避免干扰视力较好眼。遮盖此眼书写时可减少阅读时用的度数（借以加大书写距离）。

注：一般散光患者配老视眼镜时，应将散光度加到近用镜片上。

若该患者应用眼镜助视器度数 ≥ +10.00D，则散光<2.00D 可以忽略。

放大原理：眼镜助视器之所以能够产生放大作用，是由于患者只有将读物拿到离眼较近处才能看清，即患者在镜片的前焦面处才能看清读物。这就使目标与眼睛之间的距离缩短，由于目标移近增大了视角，从而使视网膜成像变大，这也是一种相对距离放大作用[(见本章四(一)3]。

评估：眼镜式助视器与普通眼镜一样，易被患者接受，视野较大，适用于视野未受损的低视力患者，双眼可同时使用，腾出双手，特别是老年患者；但由于工作距离近，书写不便，易疲劳，要求照明光环境较严格，又属于非调焦放大系统，阅读时必须通过透镜光中心注视，不适于旁中心注视。

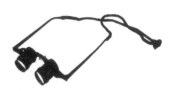

图 5-17   可调焦近用助视器

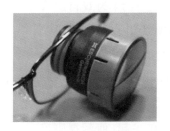
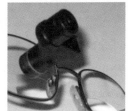

图 5-18   远近两用望远镜

2. 手持放大镜(hand-held magnifier)

手持放大镜是一种手持的、可在离眼不同距离使用的正透镜,其屈光度数范围为+4.00~+80.00D(1×~20×),可随时读细小目标,如温度计刻度、药物说明书、电话簿等。

(1)非光源手持放大镜系列

图 5-19 为非光源手持放大镜系列,放大倍率 3×~10×。图 5-20 为 P 形非球面手持式放大镜是专为左撇子设计的,放大倍率 5×,镜片规格 50mm。

(2)带光源的手持式放大镜系列

图 5-21 为带光源手持式放大镜系列,放大倍率为 2.5×~5×。

使用方法：让患者先戴好平时的远用矫正眼镜,先把手持放大镜放在读物上,然后慢慢平行离开,直到成像快要变形即刻,最清楚为止(该物在放大镜焦距以内)。

优点:用于任意场合,价格便宜,阅读距离随意改变。

缺点:视野小,不易有双眼单视,手颤患者不宜使用。

适用于:周边视野缩小,如青光眼,视网膜色素变性。

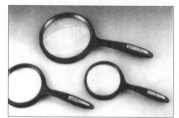
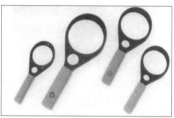

图 5-19　手持式放大镜系列

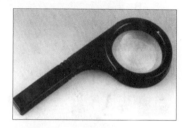

图 5-20　P 形非球面手持放大镜

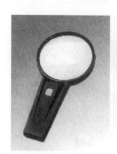
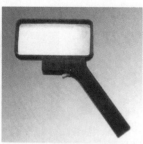
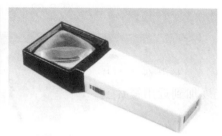
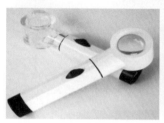
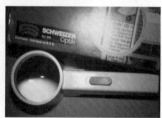
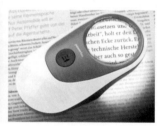

图 5-21　带光源的手持式放大镜系列

3. 立式放大镜系列（stand magnifiers）

立式放大镜：固定在架子上的正透镜，有固定的焦距，必要时与阅读眼镜联合使用。常用的立式放大镜放大倍率为1.5×~10.0×，有带光源、不带光源或折叠式的，可最大限度地改善影像质量（图5-22A~E）。

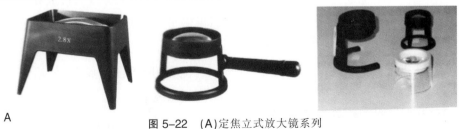

A

图 5-22   (A)定焦立式放大镜系列

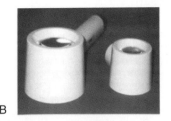

B

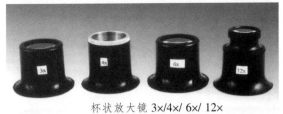

杯状放大镜 3×/4×/ 6×/ 12×

图 5-22   (B)带光源的普通立式定焦放大镜及杯状放大镜

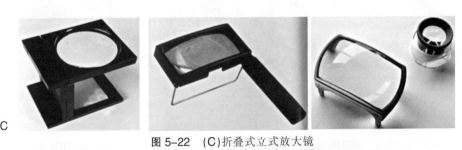

C

图 5-22   (C)折叠式立式放大镜

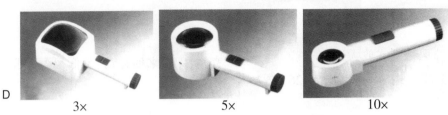

D   3×   5×   10×

图 5-22   (D)LED 照明立式放大镜

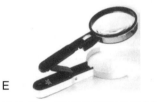

E

图 5-22   (E)配座照明式放大镜

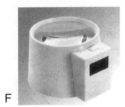

F

图 22   (F)照明台式放大镜

4. 桌面台式/夹持式及非球面台式放大镜

桌面台式放大镜(图 5-23)无须用手，方便省力，支臂可随意调节，放大倍率为 2.5×、3×；桌面夹持式放大镜(图 5-24)可用于任何工作场合，精巧、轻便、可手持，放大倍率为 2.25x/4× 和 2×。支臂灵活可随时调节阅读角度。非球面台式放大镜视野宽，可调焦，放大倍率高(8×~14×)(图 5-25)。

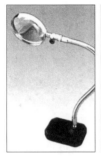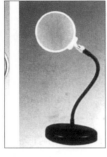

图 5-23　桌面台式

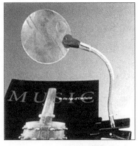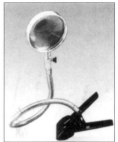

图 5-24　桌面夹持式

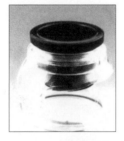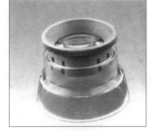

图 5-25　非球面台式放大镜

5. 镇纸式放大镜

(1)非球面镇纸式放大镜

非球面镇纸式放大镜(图 5-26)放大倍率 4×，屈光度 10D。特点：图像无变形，光线明亮，使用时置于阅读物上即可，视野宽阔，无须来回移动，是低视力人群的理想选择。

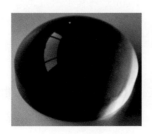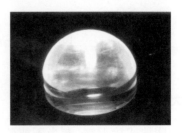

图 5-26　非球面镇纸式放大镜

（2）方柱状放大镜

方柱状放大镜（图5-27）放大倍率5×，其透明不会产生阴影，携带方便，不易疲劳，适于儿童或手持放大镜困难者及中心视野缩小的患者。

（3）刻度放大镜

刻度放大镜（图5-28）是一款透明、无变形、高倍率、非球面的放大镜，放大倍率2×~8×，放大杆刻有毫米刻度，可观察细微的物体。

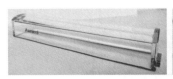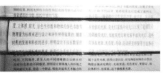

图5-27 方柱状放大镜

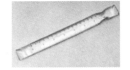

图5-28 刻度放大镜

6. 多功能精巧袖珍放大镜

多功能精巧袖珍放大镜种类繁多，小巧玲珑，携带方便，物美价廉，放大倍率2×~12×不等（图5-29）。

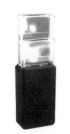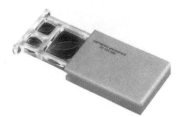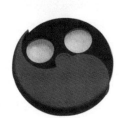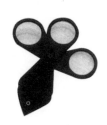

伸缩型　　　　　　　　　　　　　　　多倍率变焦型　三片叠加型

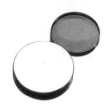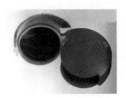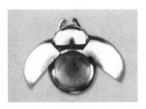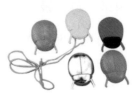

折叠型　　　　　　　　　　瓢虫挂件型

图5-29 多功能精巧袖珍放大镜

7. 胸挂式放大镜

图5-30为胸挂式放大镜，专为不能腾出手来拿放大镜人群设计的，例如缝纫或针织。阅读方便，视野不受限制，挂绳长短可随个人需求调节。放大率2×~4×。

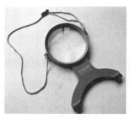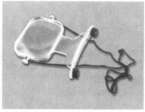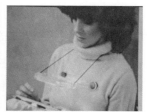

图 5-30 胸挂式放大镜

8. 头盔式放大镜

本款适合店铺工人长时间使用,需要时只要变换镜片,改变放大倍率,有 2×、3×、4× 和 5×。放大镜不用时可将其翻起,有的额外配有照明,适合手颤患者(图 5-31)。

另一种头戴式放大镜是一款新设计的立体式放大镜,具有宽阔真实的立体视野。配置旋转照明设备,放大倍率 1.2×、1.8×、2.5×、3.5×,适于手颤者(图 5-32)。

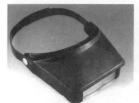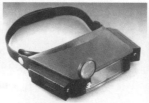

图 5-31 头盔式放大镜

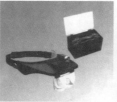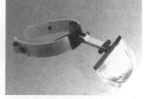

图 5-32 头戴式放大镜

9. 灯式放大镜

灯式放大镜分地灯式和台灯式两种,均属于冷光源显微工作灯,冷光显微工作灯采用优质的光学玻璃制造显微镜片。

(1)台灯式放大镜(图 5-33)

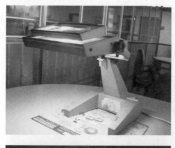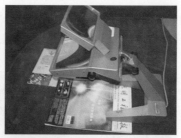
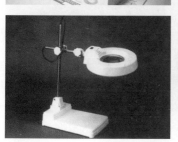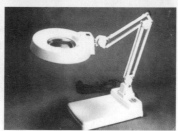

图 5-33 台灯式放大镜

台灯式放大镜类似普通台灯，是由上下两片非球面连续积分的放大镜组成，分别为3×、4×。可单独使用，也可联合使用（加大放大倍率），阅读方便能随时搬动。

（2）地灯式放大镜（图5-34）

这是笔者20世纪引进的非眼科界应用的显微工作灯，并命名为地灯式放大镜或地灯式助视器。它是一种灯臂可以自由弯曲蛇形的带光源的立式放大镜，其放大率为4×，光源为冷光LED环形灯管（30W），光通量560Lm。照度均匀适中，光色柔和，适合于低视力患者读写之用，可随意改变姿势，不易疲劳。早期公安刑侦部曾用过分析照片、指纹等，现扩大到盲校图书馆、老年公寓用于阅览书刊及医院用于小手术缝合或眼科取角膜细小异物，拆除角膜缝线等，方便灵活。

10. 近用望远镜助视器（望远镜显微镜）

看近使用的望远镜称为近用望远镜（telescope for near），又称望远镜显微镜

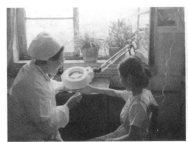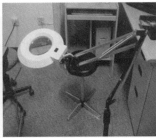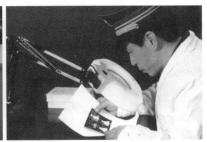

图5-34 地灯式放大镜

（telemicroscope），长焦距阅读放大镜（long focus reading maginfier），望远放大镜（telescope loupe）等。

（1）在望远镜上加阅读帽：这种助视器是由一个非调焦望远镜物镜上加一个正透镜，称为阅读帽（图5-35），变远用望远镜为近或中距离应用，是一种较复杂的低视力助视器。

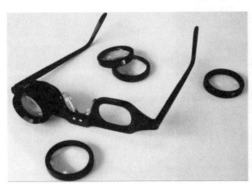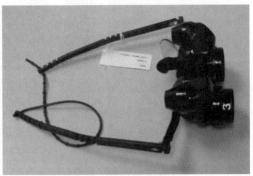

图5-35 装有阅读帽的可视近望远镜

近目标的光线通过远用望远镜后呈显著散开状态，其离散度等于目标对望远镜物镜的离散度乘以望远镜倍率的平方。例如用 3 倍望远镜看 25cm 处目标，人眼所需动用的调节约为 $\frac{1}{0.25}×3^2=36D$ 而正常眼无法满足如此高的调节度。为解决这一问题，最简单的做法就是将近处目标对望远镜的入射光线变为平行光线，需利用屈光度与入射光线聚散度相同的正透镜即阅读帽置于望远镜物镜前。看近的距离取决于阅读帽的屈光度数(正透镜的焦距)(表 5-4)。有关阅读帽的计算问题见第 7 章：视光学计算题解答集锦。

优点：工作距离远，适用于打字、查字典、修表等，双手可自由活动，不易疲劳。

缺点：视野小，景深短。

表 5-4　阅读帽的焦度与注视距离相关数据

焦度(D)：	+2.00	+4.00	+8.00	+10.00
阅读距离(cm)：	50	25	12.5	10

(2)图 5-36、37 两种均为伽利略式近用望远镜，放大倍率为 2.5×、3×、3.5×，无调焦。像眼镜一样，宽视野，戴用方便，工作距离 35~45cm，适用于手颤患者。

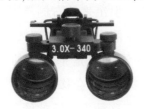

图 5-36　夹镜式近用助视器

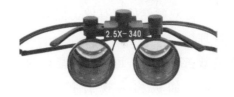

图 5-37　双目式近用助视器

(三)视野增大镜—视野缺损的处理

1.偏盲三棱镜

偏盲三棱镜(图 5-38)：该款眼镜没有放大功能，而是通过角度转换以达到转视功能。其转换角度 90°，适合偏盲患者使用，也适合躺在床上看书或看电视，不产生视疲劳。

2. 三棱镜/膜状三棱镜

三棱镜/膜状三棱镜(图 5-39)现已作

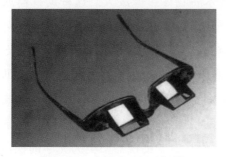

图 5-38　夹镜式近用助视器

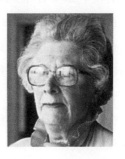

图 5-39　膜状三棱镜

为光学治疗视残患者工具之一。虽然这两种类型的三棱镜均有固有像差，包括球面像差、斜交散光、色散及变形治疗，但膜状三棱镜较常规三棱镜是更为理想的选择，能有效用于治疗偏盲及管状视野。

三棱镜虽不能理想有效的扩大视野，但当眼球转向棱镜时，它可使患者看到更多的盲区目标。若没有三棱镜的情况下，当患者想看到周边物体（目标）会快速将头及眼睛转向盲区，势必引起患者眼花头昏等不适感。如将三棱镜置于恰当位置，训练患者慢慢转动物体进入棱镜区，就能看到盲区和周边视野目标。三棱镜能将位于盲区内目标转移到患者仅现存的小视野中，且不会出现盲点，同时也不出现相反的图像，对偏盲尤其是双颞侧偏较有效，但对管状视野不甚理想。

为有效扩大视物，可应用较复杂的三棱镜系统，如被称为视野扩大通道（channel）是由三个棱镜基底向外架到眼镜架上，位于鼻侧、上及颞侧，同时其内侧边缘与残存视野的边缘一致，会收到良好的效果。

总之，在康复训练服务的过程中，三棱镜的大小及度数、基底方向及被安排在框架式眼镜上的位置都要仔细调好，使双侧偏盲患者注视前方物体（目标）时必须严格保证其两条视线同时越过棱镜边缘，这样才能会使扫视进入棱镜的双眼的像恰好保持融合。同时，当在任一较近距离直接向前看时，患者会体验到融合像的侧方有一个较为狭窄的模糊区。

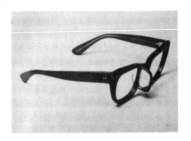

图 5-40　偏盲镜

3. 偏盲镜

偏盲镜是一平面镜装置，无任何屈光度数，又称平面镜。如颞侧偏盲患者，可把附加在右眼鼻侧的眼镜框圈上的平面镜打开（支起），与右眼成一定角度（图 5-40）。这时平面镜将右眼大部分左侧视野遮挡，而由右侧视野景象所替代，这样右眼看到的是从镜子里反射出来的右侧视野，而左眼看到的仍是左侧视野，反之亦然。

但是值得注意的是平面镜的像是反像，且当头位移动时像会移动得很快，所以必须让患者弄懂这种平面镜的像，才能做出正确的判断。

总之，膜状三棱镜和平面镜都被认为是增进视野常用的有效装置。

(四)电子助视器

电子助视器是通过光学镜头和电子放大技术将物体影像放大。这种助视器放大倍率较高，无光学变形，还可灵活调节对比度与亮度，是其他助视器不能媲美的（表 5-5），适用于视力严重损害者。虽然电子助视器不同于传统的望远镜、放大镜等形式的光学助视器，但由于其构造中含有光学镜头，故仍将电子助视器归类为光学助视器。

1. 闭路电视(closed circuit television,CCTV)

也叫视频放大镜,是摄像机与电视机原理有机结合的产物。它能帮助视力及视野严重受损的患者进行阅读、书写及从事其他需要眼手精确配合进行操作的工作或活动。基本构造包括:电视监视器(黑白/彩色)、变距镜头、电视摄像机、光源及能上下左右推拉的文件台。

(1)国产帝助电脑助视器(图 5–41):是一体式液晶电脑和高像素彩色电脑摄像头,利用计算机图像放大处理软件对原始图像进行放大处理。通过多功能鼠标操作所有功能,如放大倍率从 3.5×–60×,黑白或彩色显示等等。属于手动调焦,图像保存及休息提示等等。也可与普通的电脑及电视机连接,操作方便,相对价格也较便宜,在实践中,深受低视力工作者及患者的欢迎。

(2)Smart View 系列电子助视器(图 5–42):是世界著名的 PULSE DATA 公司研制生产的台式机,为自动聚焦全彩色显示,放大倍率为 3×~60×(取决于显示器大小)。

(3)VS–1500AF 自动变焦彩色电子助视器(图 5–43):是日本著名的 NEIT2 分公司生产的适用于低视力患者的电子助视

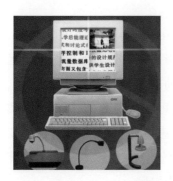
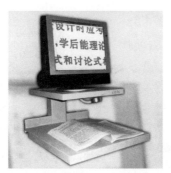
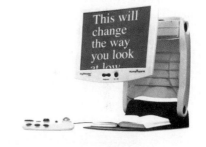

图 5–41 帝助电脑助视器

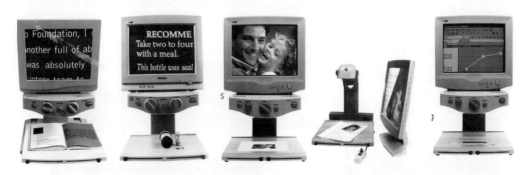

SmartView 1000/ SmartView 3000 /SmartView 5000/ SmartView 7000/ SmartView 8000

图 5–42 SmartView 系列

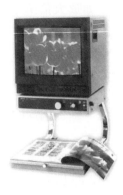

图 5-43 VS-1500AF 自动变焦彩色电子助视器

器,14 英尺显示屏,放大倍率为 2.6×~38×,全自动变焦、调焦,并有声音提示和影像显示,可用于低视力患者的书写、阅读等。

(4)便携式电子助视器

图 5-44 为便携式电子助视器,在正常使用情况下无需调节焦距,放大倍率 4.5×~50×。放大系统与笔记本电脑相连,方便携

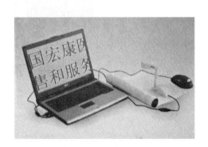

图 5-44 便携式电子助视器

带。手持式摄像系统简单轻便,放在阅读物上显示器屏幕就能连续实时的显示;多功能鼠标能控制图像缩放、颜色改变、图像保存及系统退出等功能。

图 5-45 为便携式鼠标型电子助视器,将摄像头与鼠标巧妙结合,能自动聚焦,放大倍率 6×~18×。

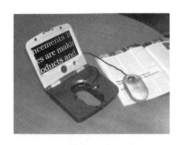

图 5-45 鼠标型电子助视器

(5)远近多用式电子助视器

图 5-46、图 5-47 为学生用便携式远近多功能电子助视器,既可放大远处物体,提高远视力,又可用于阅读、书写等近距离工作,使低视力患者的学习、生活等活动变得更方便。采用分屏技术,实现助视器功能的同时还可操作电脑。

图 5-48 为手提式远近读写助视器 SMARTVIEW mobile,支撑架方便书写,底部滚轮方便阅读。

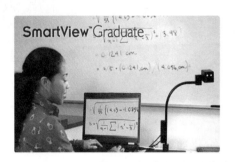

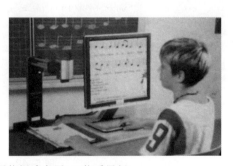

图 5-46 学生用远近电脑:既能阅读书写,又能看黑板

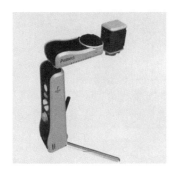
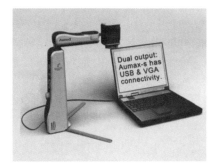

图 5-47　远近多功能便携式电子助视器

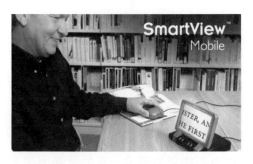

图 5-48　手提式远近读写助视器

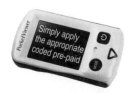

图 5-49　口袋式电子助视器

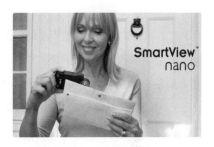

图 5-50　Nano 袖珍阅读器

2. 手持式电子助视器

　　手持式电子助视器俗称口袋式或袖珍阅读器,机身轻巧,携带方便,操作简单,无死机现象,放大倍率可有 1.5×~17×不等(图5-49、50、51)。

3. 读写一体式电子放大器

　　图 5-52 Olympia 袖珍扩视机、图 5-53 Traveller 电子放大器,都属于新一代的读写式电子助视器。一体成型的设计省去了不方便的连接线,配置了宽大的屏幕,具有超大的视野。机体对折时可阅读,直立时可用来书写。屏幕朝向阅读者倾斜,符合人体工学设计,避免产生眩光,使用起来舒适轻松。

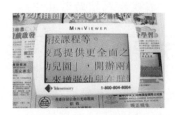

图 5-51　手持式阅读器

　　助视器的图片由下列单位/公司提供:

　　(1)香港理工大学医疗及社会科学院、香港盲人辅导协会

　　(2)澳大利亚东墨尔本视光/低视力中心

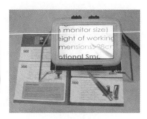 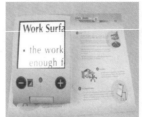 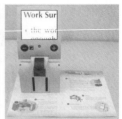

图 5-52 Olympia 袖珍扩视机   图 5-53 Traveller 电子放大器

表 5-5 近用助视器及电子助视器的比较

类别	优点	缺点
眼镜式	双手能自由活动,美观,视野大	放大倍数不能变,距离近
手持放大镜	可以变距,价格便宜,携带方便	占用一只手,手颤不适,视野小
立式放大镜	固定工作距离,适于手颤者	占用一只手,固定于读物,视野小
近用望远镜	远用望远镜加阅读帽即可看近,阅读距离远	视野小,价格较贵
CCTV	放大倍数 4×~64×,对比度好,阅读距离可变	价格昂贵,携带不便

(3)北京国宏康医疗电子仪器有限公司

(4)北京奥美达科技有限公司

(5)上海康拓光学设备有限公司

(6)北京普瑞特爱视乐医疗器械有限公司

(7)陕西奥通科技有限公司

(8)中国残疾人辅助器具中心

三、非光学助视器

非光学助视器不是通过光学性能来改善视功能的,而是通过对环境(如照明光环境)及各种装置和设备的改变来提高视功能。这些设备或装备可以单独使用,也可以与上述的各种光学助视器联合应用。

(一)照明光环境

照明对于低视力患者来说十分重要。不同眼病的低视力患者需要不同的照明光环境,同时也要考虑到控制照明光环境在低视力的康复训练中。有的低视力患者在适宜的照明环境中,避免了眩光的干扰,增强了相应的对比度,甚至可以不必再用其他光学助视器。当然,在一般情况下是需要助视器加上照明的控制。

针对低视力患者,应选用显色性好的光电源。视力低下对色差的识别能力减弱,对于对比度接近的色调(红色和橙色,蓝色和绿色)区分能力下降,选用显色性较好的光源有利于患者对室内色彩的正确分辨。通常选用白炽灯的显色较好,但由于它的色温较低,房间照明值偏高会产生不适感觉(眩光)。根据具体情况,可选用荧光灯(包括管型、紧凑型、环型、有条件最好选用三基色荧光灯)作为房间一般照明,白炽等作为局部照明。另外,还需注意不同眼病的低视力患者所需光源的照度不同。

(二)眩光

1.关于"眩光的种类、评估、引起眩光的眼病及解决眩光的途径—眩光眼镜（见第 1 章的表 1-3）。遮阳帽(图 5-54)和滤光眼镜一样,均可阻挡或滤过周边部的光线,避免其直接射入眼内,有助于减少眩光。

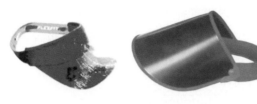

图 5-54　遮阳帽

2.控制反射光—阅读缺口器

患者在阅读时可使用阅读裂口器（图 5-55）。通过裂口看字句,附近字句被裂口器周围的黑颜色平板遮住,不引起反光;矩形缝隙还可将需要阅读的那一行字显示出来,对比明显,使阅读变得更加容易。

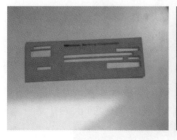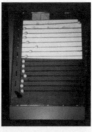

图 5-55　阅读缺口器

(三)相对体积放大或线性放大作用的利用

大字号的电话拨号盘、大字体计算器、扑克牌及各种印刷品等有利于视力低下患者的使用,提高他们的生活质量(图 5-56、57、58)。

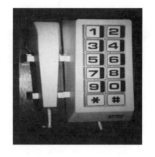

图 5-56　大字号的电话拨号盘

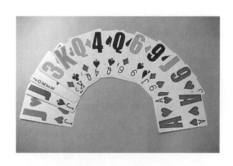

图 5-57　大印刷体卡片

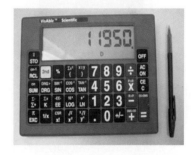

图 5-58　大字号计算器

(四)加强对比度

使用光学助视器会使人眼的对比敏感度降低,一些视力较好但对比敏感度差的患者同样"看不清"。对低视力患者而言,加强对比度非常重要,它能提高或改善患者的视功能。在外界环境或低视力患者家中，我们可以使用色彩鲜艳明亮的箭头或标记，增加颜色对比度，使患者更易辨识；传统阅读物为白底黑字，当光照增加时易产生眩光，降低对比度，我们可以改用黑底白字的阅读物来进行阅读。图 5-59 右侧为高对比度下的阅读物，显然比左侧更易阅读。

(五)其他

阅读架：低视力患者在使用一些光学助视器时，会缩短工作距离，长时间近距离工作会造成身体疲劳。使用阅读架有利于他们采用舒适的姿势进行阅读，缓解疲劳，还可解放双手，使其得以自由活动(图 5-60)。

语音手表：大字体，大音量，有闹钟功能。能够手动报时，可以随按随报，尤其适合老年低视力患者使用(图 5-61)。

水杯报警器：将水徐徐倒入杯中，当水面达到报警器末端两个金属柱(丝)处，即产生了导电，这是立即发出响声，报告患者即将倒满溢出(图 5-62)。

平时我们所说的视觉健康是指视力检查时为1.0或以上，而且有较大的视物范围即视野。如果因某种眼病经过药物或手术治疗以及常规戴上矫正眼镜后仍不能达到正常标准，甚至低于4.5(0.3)以下(但又不是盲人)，而矫正视力在 3.7(0.05)以上者称为低视力或低视力患者(惠儿)。如矫正视力在 0.05 以下者为盲目。所以低视力又称为残余视力。

图 5-59 显示不同对比度的同一阅读物

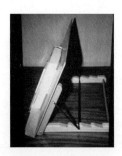

图 5-60 阅读架

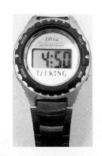

图 5-61 语音手表

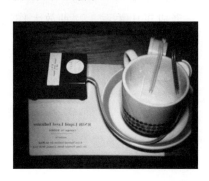

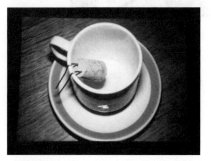

图 5-62 水杯报警器

Zoom Text 展文放大软件:是一款专为视残人士设计的电脑屏幕放大软件,可放大计算机屏幕上文字、图片等所有内容。放大倍率从 2 倍到 36 倍,患者可以充分使用各项应用程序、文件、电子邮件和互联网等(图 5-63)。

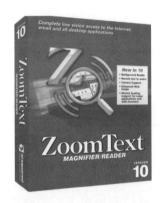

图 5-63　Zoom Text 放大软件

听书机:独立稀疏的按键设计,方便触摸操作;无屏设计,全程语音操作提示;增加上部四个功能键,实现功能快速切换,是盲人集生活和娱乐为一体的好伴侣(图 5-64)。

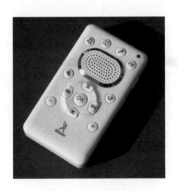

图 5-64　听书机

四、助视器的放大原理和评价

(一)放大原理

放大作用(magnification):是指目标外观的增大,即增大了目标在视网膜上的成像,有四种方法:

1. 角性放大(visual-angle magnification)

视角是指由目标物两端发出的两条光线射向眼内结点时相交所夹的角。视角放大时利用光学镜片来改变视角,视角由 V_1 增加至 V_2,视网膜上的影像也因此放大。

角性放大率是指物体通过光学系统(望远镜)后视网膜成像大小与不通过光学系统视网膜成像大小之比= $\dfrac{\alpha'}{\alpha}$ (图 5-65)。最常见的光学设备是望远镜系统,即开普勒与伽利略望远镜。

2. 相对尺寸放大(relative-size magnification)

其放大率是指目标实际的体积/尺寸大小增大了,亦称相对体积放大作用。当外界目标增大时,视网膜成像也随之增大,两者成正比关系。这种放大作用常把小目标"复制"成大目标,如大字印刷体书报、课本等。放大倍率= $\dfrac{\alpha'}{\alpha} = \dfrac{\tan\alpha'}{\tan\alpha} = \dfrac{h_2}{h_1}$ (图 5-66)。

3. 相对距离放大(relative-distance magnification)

亦称移近放大作用,即将目标向眼移近,在视网膜上会呈现出物体的较大影像,

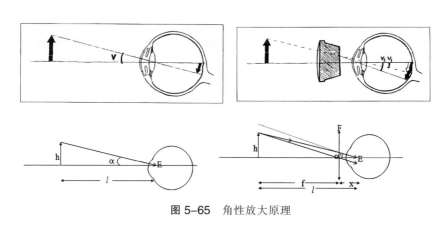

图 5-65　角性放大原理

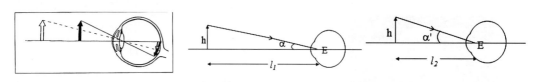

图 5-66　尺寸相对放大

视角也因此增大,而产生放大作用。这种放大作用未使用任何放大设备即完成放大作用。常用的近用眼镜式助视器系列属于距离相对放大。其放大率 $= \dfrac{\alpha'}{\alpha} = \dfrac{\tan\alpha'}{\tan\alpha} = \dfrac{l_2}{l_1}$ (图 5-67)。

4. 线性(横向)放大(linear magnification)

亦称投影放大(projection magnification)

目标物体投影到银幕上, 若画面大于原始物体,称之为投影放大,如电影、幻灯及闭路电视 CCTV 等都属于线性放大。其放大率 $=$ 投影像大小(cm)/目标大小(cm) $= \dfrac{h'}{h} = \dfrac{l'}{l}$ (图 5-68)。

以上四种放大率的计算例题解答见第 7 章、视光学计算题解答集锦。

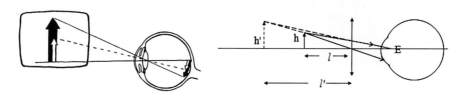

图 5-67　距离相对放大

图 5-68　线性(横向)放大

(二)助视器的评价

助视器的引进、开发和创新为盲人的视觉重建提供了"新的视觉感官"，在不断地改进过程中，虽然还只能有限地为盲人解决一部分导行、识别障碍、阅读及辨认一些形象，但从盲人开始摆脱自制的探路棍和简单的抚摸动作为起点，则已迈出了一大步，从此他们将从盲的痛苦中得到了一次飞跃性的解放。

目前助视器已被越来越多的有残余视力者，即低视力患者所接受，给他们在生活、工作、学习带来了诸多方便。如低视力患者戴上远用助视器，可以看到远处的景物、路标、车号、站牌、观看文体比赛，看电影、电视、看戏、商店货架上的货物及价目表、火车站上的列出时刻表及飞机场上飞机航班表、上课时看黑板上的字等等。应用近用助视器可以读写、看报、画画、完成作业等等，的确给低视力患者带来了福音。

但是使用助视器不能渴望值过高，就拿运用望远镜式助视器来说，最大的缺点就是视野严重缩小，如戴上 25× 望远镜式助视器，其直径才 8°~10°，是不能戴着走路或上下楼梯的，也不能来回转头，因为当头部转动时，目标向相反方向移动其速度要比正常时快 25 倍，放大倍率越高，此现象越严重，一般人是无法适应这种快速变化的。而且外观上特殊不美观，重量也较普通眼睛重，所以远用助视器应在静止状态下，适应短时间间歇性看远、中距离目标。

至于近用助视器，最大的缺点是读写距离很近同样是倍数越高，眼与读物就越近，而且需要很大的调节才能使近处目标在视网膜上形成较清楚的像，太高的调节又无法达到，而且特别容易产生疲惫、颈椎痛，所以也不适宜长时间进行。

Jose 指出，在低视力的保健领域或康复中，认为助视器是一种工具，的确能够帮助患者，而不是全部，无疑这种观点是正确的。如望远镜并不能使一个低视力患者独立行动，但它可能是低视力患者活动训练中的关键，只有把助视器的应用与训练计划结合在一起，才可能达到康复目的，而且需要反复实践的过程，才能逐渐适应，一旦使用习惯后，会感到得心应手，解除了视力低下而带来的诸多不便，同时享受和他人一样的光明幸福的人生。

第 6 章

儿童、成人、老年低视力康复

一、儿童低视力康复

儿童和他们的眼睛都不是成人的缩小版，所以儿童低视力保健需求与成人和老年人是不同的。因而在预防儿童眼病和视力损伤所致的视残儿童的康复治疗上是一个严峻挑战，这是个不可争议的事实。

(一)儿童低视力特点

1.与成年低视力比较

(1)虽然低视力儿童所患的眼病可能与成人低视力一样，但其后果不同，因为许多低视力患儿和盲童可能仅有或根本没有视觉经验，缺乏进一步建立视觉记忆的基础。

(2)低视力儿童与正常儿童一样调节力强，一般在+8~+10D，甚至+14D以上，因而我们常看到他们书写、阅读距离相当近，有时嘴角和鼻尖相贴(图6-1、表6-1)，这是成人和老年人是做不到的，调节幅度及近点距离与年龄的关系密切(表6-2)。

(3)低视力患儿由于受到语言表达的限制，是意识不到自己有视觉缺陷的，但他

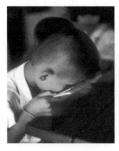
阅读

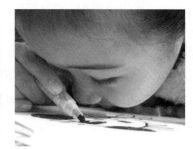
书写

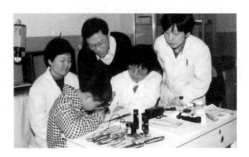
近用助视器训练

图 6-1　小儿阅读、书写及近用助视器训练

表 6-1　调节与距离的关系 (F=1/d)

距离(m)	5	4	3	2.5	2	1.5	1	0.5	0.25	0.12	0.06
调节力(D)	+0.20	+0.25	+0.33	+0.44	+0.50	+0.87	+1.00	+2.00	+4.00	+8.00	+14.00

表 6-2　眼的最大调节力和近点距离与年龄的关系

年龄(岁)	10	15	20	25	30	35	40	45	50	55	60	65	70	75
调节力(D)	+14.00	+12.00	+10.00	+8.50	+7.00	+5.50	+4.50	+3.50	+2.50	+1.50	+1.00	+0.75	+0.25	0
近点距(cm)	7.1	8.3	10	11.8	14	18.2	28.5	32.2	40	66.7	100	133	400	∞

们往往能自然地利用其残余视力，这也区别于成人低视力患者。

(4)若小儿出生即为盲或低视力，经过手术治疗，大部分是低视力患儿，视觉康复训练比成人低视力患者所花费的时间和费用要长。

(5)儿童低视力的"患病年数"或"视力残疾年数"比成人长，甚至是终身。

(6)儿童低视力其记忆一般以听觉和触觉记忆为主，但识记方法与成人(或成人低视力患者)相比，其机械识记能力较强。

2. 与老年低视力比较

对于老年低视力而言，他们生命过程中大部分时间具有良好的视力。进入老年后，大多伴有全身疾病的困扰，难以改变许多老习惯，对新鲜事物及助视器的适应性也差。但对低视力儿童来说，他们的学习和适应能力更强，可以学会在不同的活动中使用助视器。如在学校及家庭玩耍中，应提供多种助视器来满足他们的好奇心及选择。同时还要给他们足够的时间、空间，帮助其健康的发育成长。

3. 专业人员

一个专业的儿科低视力保健是由一支卫生保健专业人员组成的团队进行康复医疗，应该包括眼科医生、视光师、职业理疗师、社会工作者、心理学家和特教老师，主要目的是帮助孩子在生长发育阶段能参与学校和社会的各种活动。

(二)儿童低视力检查

对转诊的小儿查视力及屈光是经常性、重复性的工作，可以说从工作开始到结束都要做视力及屈光的检查，所以本节根据小儿的特点以视力和屈光为重点作为阐述。其他检查详见第 4 章。

1. 视力检查

(1)婴幼儿的视力评估

表 6-3 列出新生儿→6 周→3 个月→4 个月→5 个月以上正常发育的特点，由儿科医生观察婴幼儿举止行为及眼部的表现或根据家长提示的信息来判断。若怀疑有问题，提示孩子视力有缺陷并记录下来，说服父母及早接受治疗。

(2)远视是人眼发育的必经阶段

Smith 教授观察了 1~5 岁小儿的视力发育，大致是：1 岁，20/200 [4.0(0.1)，1.0log 单位]；2 岁，20/40[4.7(0.5)，0.3log 单位]；3 岁；20/30[4.8(0.6)，0.2log 单位]；4 岁；20/25 [4.9 (0.8)，0.1log 单位]；5 岁，20/20 [5.0(1.0)，0 log 单位]。新生儿眼球小，眼轴短(约 16.5mm)，处于生理性远视(+4.00D)，可作为筛查儿童弱视/低视力的参考。随着身体的发育，眼轴逐渐延长，到 10 岁左右眼轴长接近成人。所以远视是人眼发育的必经

表 6-3　婴幼儿视功能发育特点

行为举止、眼的表现	月龄				
	新生儿	6 周	3 个月	4 个月	5 个月+
开灯引起眨眼	正常的会眨眼,如不会怀疑有问题				
脸面向弥散光线(如从窗户射来的光线)	可能不会	应该会,如不会怀疑有问题			
在 10~20cm 处看到检查者的脸? 对无声的微笑或眉毛上扬有反应?	太小	可能会	应该会,如不会怀疑有问题		
眼睛固视或追随一个悬摆的球或玩具	太小	可能会	应该会,如不会怀疑有问题		
在 1.5m 处观察一个成年人	太小	可能会		应该会,如不会怀疑有问题	
准确集合? (如果你把一个玩具前后移动,眼睛是否会聚焦在玩具上且眼位正确移动?)	太小	可能会		应该会,如不会怀疑有问题	
对突如其来的威胁动作有眨眼反应?(任何无声的物体或拳头突然出现在眼前)	太小			可能会	应该会,如不会怀疑有问题

表 6-4　不同年龄儿童的眼轴长和屈光力

	新生儿	3~4 岁	6~8 岁	9~12 岁
屈光力(D)	+4.00D	+2.00D	+1.00D	0
眼轴长(mm)	16.5	21.5	22.7	24.0

阶段(表 6-4)。

(3)应用儿童 logMAR 视力表(天津)测试远用视力

实践证明,两岁半以上的小儿,只要赢得患儿的合作就可以应用视力表测视力,推荐应用《儿童 logMAR 视力表》系列(图 6-2)。该视力表视标有 6 种类型,即 E、C、汉字、阿拉伯数字、英文字母及图形,检查时可

采用其中任意一种, 也可同时使用 2~3 种。标准检查距离为 2.5m,视力记录采用小数记录和 5 分记录,其测试的视力范围及调节力见第 4 章表 4-5,一目了然,能与国内外各种视力表进行换算,便于国际接轨和交流。若测试距离小于 2.5m 时,采用换算公式:

$$真实远视力 = \frac{实测距离}{2.5m} \times 测得的视力值$$

例如,若孩子在 1.5m 时能看到 0.2 行视标,其真实远视力 $= \frac{1.5m}{2.5m} \times 0.2 = 0.12$。

(4)应用标准对数近视力表(温州)测试近用视力

标准对数近视力表(图 6-3)在适宜的照

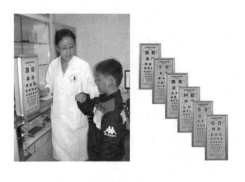

图 6-2　儿童 LogMAR 视力表系列

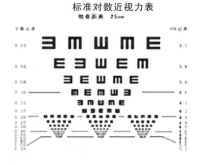

图 6-3　标准对数近视力表

明环境下,标准检查距离 d=25cm,该表标有相应的视力值,见第 4 章表 4-7。若测试距离小于 25cm 时,采用换算公式:

$$真实近视力=\frac{实测距离}{25cm}×测得的视力值$$

例如,若孩子在 15cm 处的视力值为 0.3,其真实远视力$=\frac{15cm}{25cm}×0.3=0.18$。

香港胡志城教授介绍近用视力检查还可根据孩子的阅读水平选择单字、单词、句子或识别符号来测量。M 符号是用于记录低视力案例的首选单位。另有许多不同类型符号的近视力卡片可用于近视力检查(图 6-4),如缩小的 Snellen,Point 和 Print 等。表 6-5(d=40cm)列出了包括 M 符号在

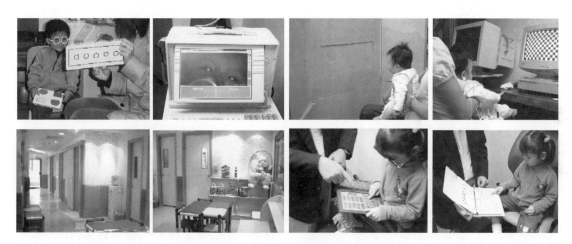

图 6-4　不同类型的近视力卡片测试

表 6-5　近视力换算表(检查距离 40cm)

M 视标	S 视标 (Snellen)	小数 * 记录	点视标 (Point)	N 视标 (TimesRoman)	常见范例
0.4	40/40	1.0	3	3	投药瓶签
0.5	40/50	0.8	4	4	商店货单
0.6	40/60	0.6	5	5	书刊脚注
0.8	40/80	0.5	6	6	电话号码簿、平装本印刷体
1.0	40/100	0.4	8	8	小版面报纸字体
1.2	40/120	0.3	9	10	打字机字体、杂志印刷体
1.6	40/160	0.25	12	13	9~12 号阅读字体、儿童课本
2.0	40/200	0.2	14	16	电脑字体(80 行)、大印刷体
2.5	40/250	0.15	18	20	给 7~8 岁儿童的读物
3.0	40/300	0.12	–	24	大号阅读字体
4.0	40/400	0.1	24	32	报纸副标题
8.0	40/800	0.05	–	65	报纸标题

引自 University of Waterloo Low Vision Assessment Form

注:* 小数记录为笔者换算后填入表格内

表 6-6　视力换算表(检查距离 25cm)

M 视标	S 视标 (Snellen)	小数 * 记录	点视标 (Point)	N 视标 (TimesRoman)	常见范例
0.4	25/40	0.6	3	3	投药瓶签
0.5	25/50	0.5	4	4	商店货单
0.6	25/60	0.4	5	5	书刊脚注
0.8	25/80	0.3	6	6	电话号码簿、平装本印刷体
1.0	25/100	0.25	8	8	小版面报纸字体
1.2	25/120	0.2	9	10	打字机字体、杂志印刷体
1.6	25/160	0.15	12	13	9~12 号阅读字体、儿童课本
2.0	25/200	0.12	14	16	电脑字体(80 行)、大印刷体
2.5	25/250	0.1	18	20	给 7~8 岁儿童的读物
3.0	25/300	0.08	–	24	大号阅读字体
4.0	25/400	0.06	24	32	报纸副标题
8.0	25/800	0.03	–	65	报纸标题

注:* 小数记录为笔者换算后填入表格内

内的 4 种符号的比较, 表 6-6 是笔者根据我国近用标准距离 d=25cm 列出相应的换算表。

实践证明, 对于一些患者来说, 双眼视力可能优于、低于或等于好眼的单眼视力, 因此在查单眼视力之前先测双眼视力。一个较为准确的视力评估为今后的康复治疗决定助视器的放大倍率奠定了基础。

2. 屈光检查要点

资料显示, 马来西亚 20% 儿童的视力损害是由未矫正的屈光不正造成的, 因此孩子的屈光全矫很重要。尤其是低视力的儿童, 眼镜处方的细微改变都可能提高他们的视觉感受。

验光时不建议使用综合验光仪, 而应采用视网膜检影法和粗略的主观验光(试镜架插片法)。对那些几乎无法用常规主、客观验光法来测定出屈光度数的低视力儿童来说

使用 2.5× 望远视力计(图 6-5)是不错的选择。指导儿童先以顺时针方向转动物镜, 视力有所提高, 表明他们是远视眼;反之为近视眼。详见第 4 章"二、屈光检查(三)"可以快捷得出与主观验光相等的球镜度数, 一般用于学龄以上儿童。

当采用试镜架插片法验光时 (图 6-6),

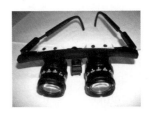

图 6-5　2.5× 望远视力计

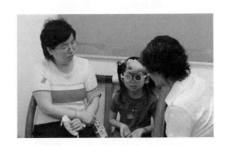

图 6-6　验光前放置+/– 镜片

低视力儿童对 ±0.25D 改变可能不敏感,可根据"最小可辨差异"(just –noticeable difference,JND),也就是患者能够辨别的最小球镜度的改变来决定插片度数的大小。

JND 可用孩子在 20 英尺 Snellen 视力表的视力除以 100。例如,视力值为 20/200[4.0(0.1)]的 JND 是"200/100=2",因此让孩子比较 ±1.00D 的镜片来得出一个更清晰的

表 6-7　计算参考数据一览表

Snellen 记录值	20/200	20/160	20/125	20/100	20/80	20/63
五分记录	4.0	4.1	4.2	4.3	4.4	4.5
小数记录	0.1	0.12	0.15	0.2	0.25	0.3
JND	2	1.6	1.25	1	0.8	0.63
插片的度数(D)	±1.00	±0.75	±0.50	±0.50	±0.50	±0.25

视力(表 6-7)

当验光距离小于 4m 时,最后验光的结果需要加上校正因子。例如,2m 验光,孩子会在原有屈光不正的基础上增加 0.5D 的调节力,导致近视过矫,远视欠矫,因而最后的验光结果需加上 +0.50D。

(三)儿童低视力主要病因、屈光特点及助视器应用

我国 2006 年视残流调资料获悉:0~14 岁视残率为 0.02%。如按 131448 万人口计算,视残儿童约为 26.3 万。其主要病因前五位依次为:①遗传、先天异常、发育障碍(40.23%);②弱视(20.52%);③屈光不正(10.18%);④白内障(6.30%);⑤视神经病变(4.20%)。据天津市低视力康复中心资料统计首位病因与上述相同,在遗传、先天性眼病中如先天性白内障、先天性眼球震颤、白化病、无虹膜、马凡综合征等较为常见,下面加以论述。

1. 先天性白内障(congenital cataract)

(1)低视力特点

患儿往往合并其他眼部先天异常,如眼球震颤、白化病、色素膜缺损、小眼球、小角膜等,视力严重损害。

(2)屈光特点

对白内障术后植入人工晶状体患者,也应进行仔细的验光。若存在屈光不正问题,亦应给予配镜。若当时不能植入人工晶状体的婴幼儿及屈光测定困难者,为防止弱视,应尽早给予佩戴 +10.00~+12.00D 的凸透镜眼镜(图 6-7)。

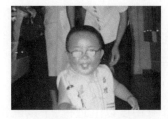

图 6-7　术后无晶状体小儿戴 +12D 眼镜

切记:儿童白内障和成人白内障不一样。因白内障而丧失视力的孩子需要紧急的手术治疗,以避免因手术延误而出现不可逆转的形觉剥夺性弱视(懒惰眼)。纠正"等白内障成熟"或"等孩子长大再来就诊"

的错误观点,否则会因导致延误治疗,对孩子视觉健康造成永久的影响。

(3)助视器处方

对已上小学的术后无晶状体患儿可推荐用无晶状体望远镜（aphakia telescope）。上述无晶状体眼一般需+12.00D 球镜片矫正,可以认为他是一个-12D 的近视眼,此-12D 可视为望远镜的目镜,再给患儿一个+3.00D 的球镜片相当于伽利略望远镜的物镜（图 6-8）,放置眼前 25cm 处,可获得 12/3=4×的放大效果。

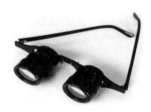

图 6-8　双筒助视器

2. 先天性眼球震颤(congenital nystagmus)

(1)低视力特点

是视觉系统或运动系统失调的神经眼科征象。由于眼位不稳定,视细胞不能接受固定的影响刺激,无固视,且常合并其他眼部先天异常。

(2)屈光特点

多伴有中度以上近视,予以配镜。验光时应在视轴的零点位置（注视点的位置或震颤的振幅最小位置）),即中间带进行检影,取功能性屈光度。

(3)助视器处方

远用:在佩戴矫正眼镜基础上加用单双筒望远镜助视器。

近用:选用近用眼镜式/立式/镇纸式放大镜,视力严重损害者可选用 CCTV（图 6-9）。

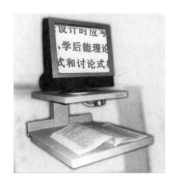

图 6-9　CCTV

3. 白化病(albinism)

(1)低视力特点

是一种先天性、遗传性眼病。表现为汗毛、头发、睫毛皆为白色,眼色素膜由于缺乏色素,失去遮光系统的保护作用,所以进入眼内的光线可全部通过眼球壁反射回来。因此眼球看上去就像照亮的"灯笼",呈现一片红光,又犹如白兔一样（图 6-10）。常伴有高度屈光不正、高度散光、眩光、眼球震颤/斜视等,眼底黄斑发育不良,无黄

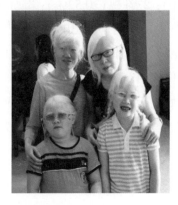

图 6-10　白化病儿童

斑中心凹光反射,视细胞量/质低下,视力严重受损(≤0.02)

(2)屈光特点　常伴有高度近视、中高度散光,一并予以矫正。一般远视力均有明显提高,建议常佩戴矫正眼镜好。

(3)助视器处方

4. 先天性虹膜缺损及无虹膜(aniridia)

(1)低视力特点

这类患儿从眼的外观上看瞳孔不圆,下方虹膜缺损,呈钥匙形(图6-11)或瞳孔很大,几乎与角膜大小相同,无虹膜(图6-12),伴有明显的屈光不正和眩光。

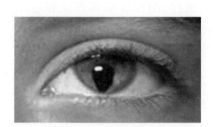

图6-11　虹膜缺损

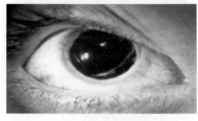

图6-12　无虹膜

(2)屈光特点

对于并发屈光不正的患儿应予以矫正

(3)助视器处方

远用:在佩戴矫正眼镜基础上给予适宜的望远镜等助视器,外出时加用滤光眼镜,常用Corning滤光眼镜CPF 550™,还可选配变色镜/太阳帽/大沿帽。

近用:根据患者需要选用各种类型近用助视器,必要时选用CCTV。

5. 马凡综合征或晶状体不全脱位(Marfan's syndrome/subluxation of the lens)

(1)低视力特点

是一种双眼晶状体半脱位或全脱位与骨生长发育畸形并发的先天性综合征(图6-13)。其身体外表的特征是体格瘦长,肌肉软组织无力,肩甲下垂,弯腰曲背,长头尖颌,手指、脚趾均细长。

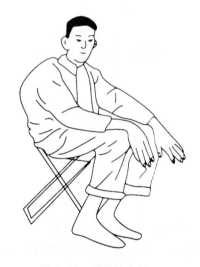

图6-13　马凡综合征

(2)屈光特点　通过瞳孔区有晶状体和无晶状体部分分别验光配镜,如脱位的晶状体已偏离光轴,可按无晶状体眼验光配镜;如仍与光轴重合,脱位晶状体变凸,故成为高度近视,可按高度近视处理。

(3)助视器处方

在戴镜基础上根据要求选用适宜的远、近用助视器。

附 1：电子助视器、盲文图片制作机及有声读书机的应用

进入 21 世纪的低视力保健，已经形成了其特有的专业领域，其整体多学科性的低视力儿童教育康复已在我国特教系统被提倡和实践。随着电子事业的飞跃发展，电子助视器得到了广泛的应用。现介绍一组由北京国宏康医疗电子仪器有限公司提供的电子助视器系列、盲文图片制作机及有声读书机在天津盲校的应用，收到了良好的效果。

1. 电子助视器（CCTV）的应用

该组产品主要为低视力儿童教学服务，共有 3 种模式：远用如上课看黑板，观看幻灯；近用如阅读、书写等；还可当作镜子用于自照。图像显示模式具有全彩色、正负片、蓝字白底、蓝字黄底、黑字紫底、绿字黑底、黄字黑底等 16 种。

（1）帝助 II08 型 远近用型电子助视器（图 6-14）

特点：具有旋转式摄像系统，摄像头能水平旋转 180°，垂直旋转 135°。自动聚焦，按键操作控制亮度、色度和缩放等功能。

放大倍率：2×~80× 最大能设置到

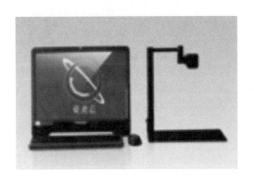

图 6-14

220×。

工作距离：21mm~100m。

（2）帝助 III01 型 远近两用台式电脑助视器（图 6-15）

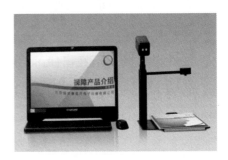

图 6-15

特点：功能鼠标和键盘操作控制，具有拍照、保存、图片导出和查找和定位功能，阅读一小时后，会播放音乐提示休息。配有旋转摄像头，水平 270°，垂直 180°。

放大倍率：2×~100×连续实时放大。

（3）电子助视器——Prodigi（图 6-16）

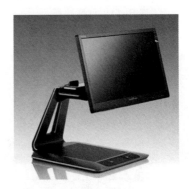

图 6-16

特点：具有台式朗读型电子助视器，将看书和听书完美结合；独有的台式电子助视器和手持电子助视器组合设计；触摸屏控制，使用者还可自助升级软件，确保功能永远最新和领先；具有特殊的动态图像处理技术，使图像基本上无抖动、无拖影。

放大倍率:1×~80×。

(4)SmartView 360 远近两用型台式电子助视器(图 6-17)

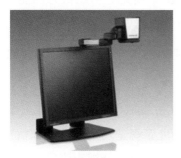

图 6-17

特点:摄像系统和显示器一体式设计;独立操作控制盒能,控制开关、图像缩放、亮度、色彩及阅读区域等。

放大倍率:看近为 2.6×—60×;看远为 0.6×~30×。

最小阅读区域:138mm*85mm。

2. 帝助 M01 盲文图形制作机(图 6-18)

当纸张正确放入机器后,会有"嘀嗒"的一声提示音;制作一张 A4 纸,只需 10 秒钟,最大可以制作 A3 幅面浮图;可制作出高品质的曲线、标志、点字、地图等。

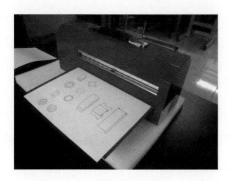

图 6-18

3. 盲人有声读书机(图 6-19)

零边距扫描,适用于成册资料(厚书),扫描后即可保存文件;能数字化存储百万页文字(A4 纸)以上;大而鲜明的 10 键式按键操作,简单方便;能阅读信件、书刊、报纸和其他打印材料;识别简体中文、英文和数字。

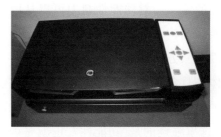

图 6-19

(四)功能性视力与教育康复

1. 功能性视力是个崭新的概念

(1)功能性视力的定义:是表示为了特殊目的去使用的视力,为的是提供更多"看"的机会,充分地使用其残余视力,在使用中不断提高功能性视力的技巧。以往多数学者在致力于视力的测定和视觉缺陷的研究上,而很少关注残余视力是如何被利用的。对于低视力儿童的视觉评估要注重其教育的意义,侧重于视觉缺陷对低视力儿童的影响。这是一项专业性很强的技术,除了第 4 章论述视功能测量的各项指标外,主要是对功能性视力的评估,即测量所得的视功能在日常生活和学习中的运用能力和水平的评估。这是一个长期性的、在生活中进行的、需要老师和家长配合来完成的过程。它的目的是要对视残者在不同活动中用眼"看"的情况加以描述。

(2)解读"视功能"与"功能性视力"关联

视功能包括远、近视力;视野;对比敏感度等,是指视觉器官所具有的感觉能力。这些指标测定的基本数据是由眼科临床医生所提供的。

功能性视力没有给出像"视功能"这样明确的定义。对功能性视力可以从眼睛的功能和结构、需要用眼的活动和参与及环境因素三方面来界定。即功能性视力是指个体在日常生活的环境情景中完成或参与某项活动时,视觉所发挥的积极有效的作用。这里强调的是"功能性",也就是说各种特定目的而使用的视力是有效的、高效率的。如果个体在一定的环境中不能完成或勉强完成视觉能力的活动,即使他的视力>0.3,也说明他的功能性视力低下。反之,即使个体的视力有损伤(<0.3),但能很好地完成需要视觉能力的活动,这说明他的功能性视力良好。

结论:视力损伤≠活动参与一定受限——关键在于环境条件是否能满足个体的需要。所以从特殊教育学的角度对视残的划分不同于医学标准:只要患儿有光感的视力都应看成是"低视力"(残余视力),而适用于教育康复的测量有赖于特殊教育工作者的"非正式"测量,这也意味着功能性视力是不能量化的。

从医学角度对功能性视力的测量标准视力<0.3为视残者,可利用视觉康复手段、技术和途径借以改善视功能。从社会角度把视残可以看作是由环境因素的不适当,

使个体参与活动受限,而非个体自己的责任。功能性视力训练的目的在于减轻视残所造成的影响,从而使其重返社会,那么残疾就不等于残废。所以认为功能性视力是个崭新的概念,不应与视功能混淆。

2. 低视力儿童功能性视力的训练主要是家庭和学校

"九五"期间,我国学者沈云裳等关于"低视力儿童视觉功能训练和评估"推荐应用的基本教材是《低视力康复功能性视力训练图谱》,共56幅(远用10幅,近用46幅)。主要内容包括五项,即认识和注视训练;视觉追踪、辨认、搜索及记忆训练等。其详细图解及叙述请参阅吴淑英、李筱荣主编的《儿童低视力保健学》(天津科技翻译出版有限公司,2007;第六章P138-165),此处不再赘述。

许保生、杨开宏的"低视力儿童教学中的视功能训练实验报告"结果表明,功能性视力的训练使低视力儿童在学校老师、家长的帮助下学会了基本的视觉操作,掌握了视觉技能,进而促进了视觉潜力的开发,提高了他们的视觉运动能力,推进了学习成绩的提高,促使身心向健康方向发展。实践证明,当一名儿童被医学上诊断为视力残疾后,从教育的角度出发,对低视力儿童功能性视力训练内容更广泛,需要做的事情很多,繁杂多种项目的实施,不是在低视力康复中心和低视力门诊,而主要是家庭和学校,例如天津盲校设有相关的训练课程及较完善的视训室(图6-20)。

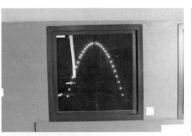
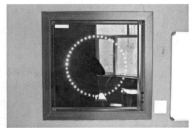
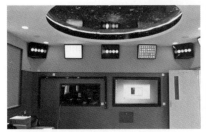
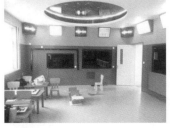
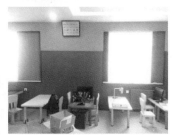

图 6-20　天津盲校功能训练室一角

下面介绍儿童低视力主要病因：遗传、先天异常及发育障碍等病理部分列表阐述如下（表 6-8）。

3. ICF 观念下的功能性视力含义解读

ICF（International Classification of Functioning Disability Health）全称《国际功能、残疾和健康分类》。随着医学、科技、教育、社会学等科学领域的不断发展壮大，人们的活动空间、生存空间随之开发、开放，在国际残疾事业蓬勃开展的前提下，对视残的认知也正在更新和深入。

WHO 在 2001 年第 54 届世界卫生大会上，发表了《国际功能、残疾和健康分类》其中对"视残"重新做了定义：视残是对损伤、活动受限和参与局限的一个概括术语，表示在个体和个体所处的情景性因素之间发生交互作用的消极方面，概括模式如下图 6-21。

ICF 根据上图所示的"生物、心理和社会模式"的疾病观来描述个体的健康处于消极状态的一个术语和功能性对峙。用"活动"代替"残疾"，用"参与"代替"障碍"来反映残疾人对自己状态的认识。在评估残疾状况时，把个体所处的环境纳入考虑中，要把医学对损伤的医疗作用、个人心理调节和改变、社会环境综合起来进行，即给予必要的医学治疗、教育训练、功能康复，同时也要充分利用有用环境构建，对儿童低视力的功能性视力训练关键在家庭和学校，

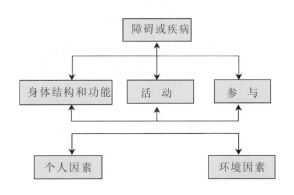

图 6-21　视残的生物、心理和社会模式示意图

表6-8 儿童低视力病因/病理部分一览表

眼病理	类型	相关的症状和体征	全眼检查之后，屈光全矫、低视力设备的提供和训练
大脑皮层视觉缺陷	生产过程中由于氧气供应不足、头部受伤或感染导致脑损伤引起的视力损害	• 中心视力 • 偏盲，黄斑回避 • 颜色视觉缺陷 • 调节障碍 • 深度知觉障碍 • 根据大脑部位影响的视觉失认症 • 运动知觉障碍 • 图/地面识别障碍 • 视觉记忆障碍	定向行走训练 特殊教育
早产儿视网膜病变	早产、出生体重低的婴儿出现网脱和瘢痕	• 高度近视 • 斜视 • 弱视 • 牵连黄斑的中心视力下降 • 黄斑瘢痕造成的视物扭曲 • 视神经萎缩造成的视野缺损	如果伴有大脑性麻痹： 定向行走训练 特殊教育
视神经发育不全	由于胚胎发育期间的干扰造成视神经发育不全	• 中心视力 • 斜视 • 眼球震颤 • 视野缺损	社会工作者 若伴有大脑损伤-定向行走训练 特殊教育
其他视网膜损伤	视网膜色素变性 黄斑营养不良 固定性锥细胞紊乱	• 高度近视 • 斜视 • 弱视 • 牵连黄斑的中心视力下降 • 黄斑瘢痕造成的视物扭曲 • 夜视力不好 • 视觉缺失 • 畏光	遗传咨询 定向行走训练
结构畸形	小眼畸形 缺损	变化取决于位置和大小 • 牵连中心凹的中心视力 • 上方视野丢失 • 影响虹膜时将出现畏光	
白化病	先天性的皮肤和眼球色素减少	中心视力降低 • 眼球震颤 • 畏光 • 斜视	皮肤科医生 特殊教育 定向行走训练
先天性青光眼	眼压升高造成角膜和视神经损伤	• 中心视力 • 弱视 • 视野缺损 • 畏光	特殊教育 教师对特殊教室座位安排

(本表引自香港胡志城教授英文资料——编者译)

还有辅具配置,如各种助视器的应用来进行支持,充分使用残余视力,提供多多"看"的机会,我们的口号是"看!看!!看!!!",使患者尽快尽早的参与社会,回归社会。强调视力被使用性,即功能性视力是人们使用眼去获取视觉信息,从而完成一系列活动所表现出来的综合视觉能力,也就是说只有在视功能被使用才有功能性视力存在。

近 30 年来,儿童低视力的康复工作已成为低视力学科中各项康复"链环"中重要的一环,它与众多学科缆缆相系,游弋于科技进步的海洋中,孩子的眼睛、前途、责任是我们低视力工作者永恒的主题。

二、成人低视力康复

关于成人低视力在低视力专著中很少列为专章/节论述。我国低视力奠基者孙葆忱教授在他近期的巨著《临床低视力学》做了专章"成人低视力康复"加以论述,开创了该领域的先河,奉献读者。至此,从年龄上划分,儿童 $\xrightarrow{\text{(青少年)}}$ 成人 $\longrightarrow$ 老年低视力康复有了比较完整的模式,弥补了缺憾,笔者也学习了新资料。

(一)成年人低视力特点

1. 患病率明显低于老年低视力

成人低视力或称"工作年龄的低视力"(low vision in working age persons)。如果把 20~59 岁划分为成年组,资料显示其患病率为 0.31%,远远低于老年组(>60岁)的 0.95%,超出 3 倍以上。关于儿童、成人、老年低视力患病率比较见表 6-9。

2. 视残年数

由于视残病因所致,成人低视力"继承"了儿童低视力病因,"启上"老年低视力的主要病因(表 6-10),致使成人低视力经受了疾病的全过程。他们面对视残年龄较长,至经济成本(economic cost)高涨,给家庭及社会造成负面影响。

表 6-9　儿童、成人、老年低视力患病率比较(2006 年我国视残流调资料)

年　龄	组(岁)	视残率(%)	=	(盲率	+	低视力患病率)%
0~14	(儿童)	0.02	=	(0.007	+	0.013)
15~19	(青少年)	0.03	=	(0.010	+	0.020)
20~59	(成人)	0.31	=	(0.10	+	0.21)
60~85+	(老年人)	0.95	=	(0.34	+	0.61)

表 6-10　儿童、成人及老年低视力主要病因比较(2006 年我国视残流调资料)

年龄组	主要病因				
儿童	遗传/先天异常/发育异常	弱视	屈光不正	白内障	视神经萎缩
成人	视网膜葡萄膜病变	白内障	屈光不正	角膜病	视神经萎缩
老年人	白内障	视网膜葡萄膜炎	角膜病	青光眼	屈光不正

3. 成人低视力的康复特点

根据视力损伤的病因(表 6-10)致低视力的特点、助视器的应用等均参照儿童及老年人,此不赘述。

(二)关注成人低视力的生存质量

由于成人从事特殊职业高于其他人群,造成外伤、突发事件等所致的各种伤害同样高于其他人群。成人是家庭经济来源的支柱,处于上有老,下有小。又由于自身的社会关系等因素,还要接济亲朋好友,承担社会各种善举的责任义务等。又是工作中的台柱子,超时超体力的工作时有发生,再加上视力损伤,致使工作年龄的成人低视力患者,不但本人和家庭的生活质量会下降,还可能提前退休,影响社会生产力的发展。目前国家出台各种政策、福利惠及成年低视力患者,关注他们的生活质量业已提到议事日程上。随着成人低视力研究的深入发展,项目措施的日臻完善,会有较大的篇幅专著"成人低视力的康复"奉献给读者。

三、老年低视力康复

资料获悉,我国老龄化已进入快速发展期。截止 2011 年末,中国大陆有 1.23 亿 65 岁及以上老人,约占总人口的 9.1%,规模远远超过欧洲老年人总和,到 2026—2027年我国进入"老龄社会"。又获我国 60 岁及以上老人预计 2034 年突破 4 亿,2054 年突破 4.72 亿。这一"数字奇观"我国最为凸显。

老龄化是伴着经济社会而生而长。人们生活水平的日益改善,才有人类寿命的不断提高,老年人口的比例才加速攀升,才有老龄化、高龄老年人这一群体,它是社会文明前进的象征。但随之而来是老年人不可避免的各种疾病的困扰,导致相关社会福利资源、支持等一系列问题的出现,这仍然是个严峻的考验。下面就老年人视力损伤的康复问题加以阐释。

(一)基本概况

1. 年龄划分标准

WHO 做出了新规定,规定人的一生分为五个年龄段:第一年龄段:44 岁以下为青年人;第二年龄段:45 岁到 59 岁为中年人;第三年龄段:60 岁到 74 岁为年轻老人;第四年龄段:75 岁到 89 岁为老年人;第五年龄段:90 岁以上为高龄/长寿老年人。

2. 老龄化定义

老龄化社会是指老年人人口达到或超过一定的比例占总人口的 7%,即该地区视为进入老龄化社会。

3. 全球老龄化

联合国人口司发布截止 2006 年,全世界 60 岁以上人口有 6.88 亿,到 2050 年全世界 60 岁以上人口将增加到 20 亿。在人类历史上,将会首次出现年过花甲的人数超过 14 岁以下儿童的社会老化现象,届时寿星世纪也即将来临。

4. 我国老龄化超前现代化

纵观我国老龄化趋势,其发展速度之

快早已超过了发达国家。如我国 65 岁以上老年人口比例从上世纪中后期的 7% 提升到现在的 14%，且老龄化超前现代化是"未富先老"，而发达国家与经济发展同步后变老，即"先富后老"。这个过程竟用了 45 年之久，而我国只用了 27 年就完成了这个过程，并且将长期保持这一高速度递增的态势，构成了我国老龄化的严峻性和长期性。

(二)老年人眼的生理变化及伴随视功能的损害

1. 眼组织结构的改变

(1)角膜的改变

随着年龄的增长，角膜直径变小并呈扁平(曲率半径增大)趋势，致使老年人屈光力发生改变，这是导致老年人远视的原因之一。同时由于角膜内皮细胞增厚，内皮细胞数目减少，更易于引起光线的散射，导致视力下降。角膜知觉敏感性也随着年龄的增长而减退。

(2)瞳孔变小对光反应灵敏度下降

瞳孔的大小在不同的年龄是有差异的。出生一年内，因瞳孔开大肌未发育完全，瞳孔较小，即使用散瞳剂也难以放大。青春期瞳孔最大，进入老年期瞳孔呈进行性缩小，即使在暗环境下，瞳孔的散大也不如青年人显著。这是由于睫状肌的老化，瞳孔光反应能力减弱所致。75 岁的老年人，其瞳孔大小只能达到 20 岁时的 12%，80 岁时瞳孔在白天与夜晚的光反应灵敏度几乎接近于零(表 6-11)。

(3)晶状体的透光能力减弱

表 6-11　随着年龄的变化瞳孔收缩状况

年龄(岁)	20	30	40	50	60	70	80
白天(mm)	4.7	4.3	3.9	3.5	3.1	2.7	2.3
夜晚(mm)	8.0	7.0	6.0	5.0	4.1	3.2	2.5
相差(mm)	3.3	2.7	2.1	1.5	1.0	0.5	0.2

晶状体是双凸的透明体，其弹性纤维终生不断的生长，越靠近中央，纤维老化越明显，质地越硬，导致弹性下降，甚至丧失，因而调节力的下降与丧失导致看近物困难而出现老视。年龄越大，晶状体颜色变深，呈黄色或琥珀色，透光能力减弱，成为短波光的过滤器，蓝色和绿色光谱过滤后，传递到视网膜部分的总量减少了，致使大脑识别蓝色和绿色的能力也随之下降，从而导致老年人"夜盲"现象，老年低视力患者症状尤为明显。

(4)玻璃体结构的改变

由于透明质酸酶及胶原发生改变，蛋白质发生分解，纤维发生断裂而致玻璃体液化，进而导致玻璃体发生后脱离，间接地影响了眼的调节作用，致视力明显下降。

(5)视网膜的改变

视网膜是视觉活动中最重要的组成成分之一。由于年龄的老化或视网膜变薄，光感受器和视网膜神经元数量减少，黄斑部中心凹视锥细胞减少，双极细胞及神经节细胞逐渐减少，并出现色素上皮的色素脱失，因而使视网膜的防护功能及视觉功能开始衰老，导致低视力。

2. 眼部生理的改变

(1)生理性老视

随着年龄的增长(45 岁左右开始)所致

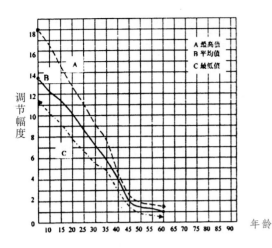

图 6-22　年龄与调节幅度的关系

的生理性调节力下降(图 6-22),导致近点远移,即读书、看报、写字等近距离的注视目标放远方能看清楚,此种现象称为老视,或称之为"老花眼"。如上所述,由于晶状体硬化,睫状肌功能减退所致。这种情况除戴合适的花镜外,需增加周围环境的照度与亮度以减轻视力疲劳。对低视力患者,往往要加大视近物的眼镜度数(表 6-12)。

根据文献报道,老视的两种不同定义:①功能性老视(functional presbyopia):是指在"日常生活远视力"的基础上需要最少加上+1.00D,距离为 40cm,能看清 8 点(8N)(0.4)字体的视标(相当于汉字 6 号字)。②客观性老视(objective presbyopia):是指在最佳矫正远视力的基础上加上有意义的光学矫正(例如≥+1.00D),距离 40cm,近视力至少提高到 8 点(8N)(0.4)字体的视标。

注:笔者计算 8 点(8N)即 1M 单位,S 视标 40/100=0.4,相当于 5 分记录法 4.6,0.4log 单位。

(2)对比敏感度的下降

对比敏感度是分辨空间相邻区域的能力。在我们日常生活中辨别物体及人的面孔需要靠对比度、质地及外形。脑部及视网膜细胞通过"密码"来辨别目标的边缘及对比度,而不是通过明暗来进行辨别的。随着年龄的增加,调节力下降,不能快速地分辨出生活环境及工作区域足够的对比和细节的。即便有较好视力的老年人,如果在光线较暗或在灰尘较大时,即对比度较差的情况下,都难以辨别目标,人的面孔等,这对于老年低视力患者更增加了难度。因此,对于目标和背景的区分,需要更加清晰的边界及更大的对比度。把 20 岁作为对比度的基准 1 的话,为保持同样的可见度,到 60 岁时目标和背景区域的对比

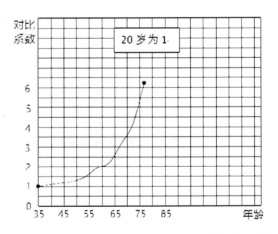

图 6-23　不同年龄获得同样可见度水平时的对比系数

表 6-12　生理性老视配花镜参考表

年龄(岁)	40~45	45~50	50~55	55~60	60~65	65~70	70	80	90
眼镜度数	+1.00	+1.50	+2.00	+2.50	+3.00	+3.50	+4.00	+6.00	+8.00

度达到 2,随着年龄的增加,对比敏感度的衰减速度也加快,80 岁时达到 6(图 6-23)。

(3)色觉改变

老年人可有一个小的蓝色中心暗点,同时在分辨蓝色—黄色时有困难,大多数老年人看蓝色觉得暗一些,上述所说的晶状体老化,颜色变黄或黄褐色而选择性吸收蓝光所致,在一般情况下不影响他们分辨交通信号灯。

常听到人工晶状体植入术后的患者诉说他看到的颜色都很亮,很清楚,也有的说有的东西看上去有点蓝,有时感到衣服和家具的颜色有点怪,更糟的是,画家作画时突然发现自己用错颜色。这种蓝光对视网膜的损害作用,不但损害视网膜色素上皮层,而且还影响到了视网膜的神经上皮层。

早在 1980 年,人们就认识到紫外线对人眼视网膜的危害性,所以在人工晶状体的材料中加入了抗紫外线的成分。正常成人晶状体只能透过波长 400~500nm 的光,可是人工晶状体可以透过其他非天然的甚至有害的光线,这其中包括紫外线的损害效应。一般认为"视网膜危险区域"是波长大于 400nm 的光线,这不只是紫外线了,所以预计在人工晶状体的材料中加入蓝光吸收物质,将成为晶状体制造的一种规范,就像如今在人工晶状体材料中加入紫外线阻挡物质一样。

(4)明及暗视力的改变

许多老年人对明与暗的适应能力均呈不同程度的下降,无论从明亮的室外到光线暗的室内(暗适应)或反过来从室内到室外(明适应),这种暗适应及明适应的速度也是随着年龄的增长而逐渐变慢(对于一个成年人来说每增加 13 岁则所需要的照明度就增加两倍)。这样在晚间活动或开车都增加了困难,尤其是雨后的夜晚,湿的地面,再加上灯光黯淡(或间断照明)的路上会更加困难。

(5)对眩光的敏感

眩光是一种产生不舒适感、或降低观看主要目标的能力,或两者兼有的不良视觉环境。眩光亦称眩目,是指干扰视网膜成像,影响视觉分辨力及舒适感的光线。由于老年人的角膜、晶状体的透明度下降,玻璃体液化甚至脱离都可以引起光线散射,使视网膜成像的对比度下降,产生光影变幻,从而导致视功能的下降。应用眩光眼镜(滤光镜)可以屏蔽有害光线。

(6)视野变小以及立体感减弱

老年人由于骨质疏松等多种因素导致不同程度的驼背,视觉注视点与年轻人相比也有向下偏移,再加上周边视觉(周边视力)下降(视细胞功能减退),导致视野减小,有时对眼前的物体视而不见。对观察物体的距离和立体感的能力也随之下降,因而不能准确地判断物体的远近和高低,再加上对比敏感度的降低,使物体间的对比和物体的边界变得模糊,这就是立体感减弱的原因。

(三)我国老年人低视力主要病因、屈光特点及助视器的应用

从 2006 年全国残疾人抽样调查获悉,全国视残率为 1.28%,患者为 1692 万人。其中 ≥60 岁老年人视残患病率为 0.74%,约 973 万人。下面就其主要病因:A. 白内

障;B.视网膜葡萄膜炎;C.角膜病;D.青光眼;E.屈光不正加以论述。

1. 白内障(cataract)

（1）低视力特点

视力障碍与晶状体混浊的程度和部位有关。如晶状体周边部混浊暂不影响中心视力，而中央部混浊会严重影响视力。如核性白内障，使晶状体的折射率增高，导致近视发生。由于瞳孔在较强光下反射性缩小，混浊的晶状体遮盖视野中心部，因而近视力更差。

（2）屈光特点

若核性白内障导致的近视通过验光能提高或改善其远视力的话，一定要佩戴普通光学眼镜矫正，不要因其会进行性发展而放弃矫正。

（3）助视器处方

根据患者需要,可选用远用光学望远镜式助视器,近用镇纸式放大镜(图6-24)。不需要强照明(防止瞳孔缩小)<200lx为宜。

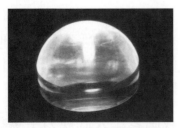

图6-24 镇纸式放大镜

2. 视网膜葡萄膜炎(retinal uveitis)

（1）低视力特点

这是一类常见的致盲眼病，多发生于青壮年,可延续到老年。治疗棘手,导致视力损害的主要原因是屈光间质混浊，难以做屈光测定,常见的并发症是黄斑水肿。虽通过药物、手术和激光治疗可以提高中心视力,但难以彻底治疗,是不可逆的。

（2）助视器处方

单双筒远用助视器都可应用。近用助视器应用带光源手持或立式放大镜(图6-25),可提高照明光环境>300~500lx。

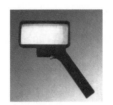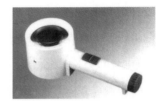

图6-25

3. 角膜病(keratonosus)

（1）低视力特点

视力损害与角膜病变的部位、范围和严重程度有关。

（2）屈光特点

角膜斑翳引起角膜曲率面极不规则,造成入射光线散射导致散光,产生眩光。

（3）助视器处方

实践中证实直接应用远用助视器对提高视力并无多大帮助,因为助视器本身吸收反射光、可见光的照度,虽有增大网膜成像的作用,但因角膜瘢痕等因素会引起亮度、对比度的下降,可以推荐角膜接触镜,取其镜下的泪液填平角膜的粗糙面来矫正散光。在此基础上选用伽利略望远镜如2.5×助视器,常常可以收到较好的效果。近用推荐近用望远镜加阅读帽,适当增加阅读距离(图6-26);解决眩光,佩戴眩光

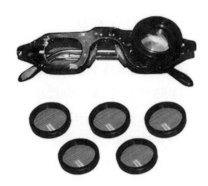

图 6-26 近用望远镜及阅读

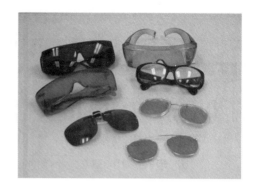

图 6-27 眩光眼镜

眼镜(图 6-27)。

4. 青光眼(glaucoma)

(1)低视力特点

进行性视力损害,对比度明显下降,视野向心性缩小,严重形成管状视野(<30°)。

(2)屈光特点

可用 2.5×视力计来测出屈光度,若有改善或提高应予以配镜,见图 6-5。

(3)助视器处方

远用推荐开普勒单筒望远镜 2×、4×、8×。管状视野者可将其导致视野(视力>0.1者适用)。近用带光源手持或立式放大镜,推荐 CCTV(图 6-28)。照明光环境>300~

500lx.

5. 屈光不正(ammetropia)

(1)低视力特点

当屈光不正达到-10.00D~-30.00D(高度近视)时,视网膜成像明显缩小伴随视力显著下降,发展至病理性近视晚期,后期各种并发症导致矫正视力无法提高。

(2)助视器处方

远用助视器推荐 2.5×卡式望远镜助视器(图 6-29),方便卡在矫正眼镜上,对改变/提高其远视力有帮助。

近用:若不用佩戴矫正眼镜能获得 0.5的近视力,则不需要使用近用助视器。但由

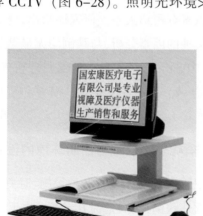

图 6-28 CCTV 助视器

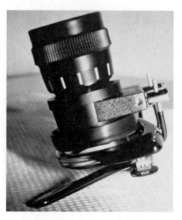

图 6-29 卡式望远镜

于患者阅读远点太近(一般<10cm),易产生疲劳,最好配备阅读架。必要时可推荐使用镇纸式或 CCTV 助视器。

尽管老视是生理变化,不属于屈光不正的范畴,但是未加矫正的老视引起近视力的损伤致视力残疾可以说是屈光的问题。从图6-30 显示全球视力损害的病因,首位即未加矫正的屈光不正,占 40%以上,但这一数字未包括未加矫正的近视力损害。未加矫正的老视导致的近视力残疾者在 2005 年统计为4.1 亿,远远超过全球未加矫正远视力损害的人群(1.53 亿),这是非常严重的社会问题。若再不加以干预,到 2020 年将会增加到5.63 亿。对其干预的主要途径是佩戴近用眼镜,以改善/提高老年人的生存质量。

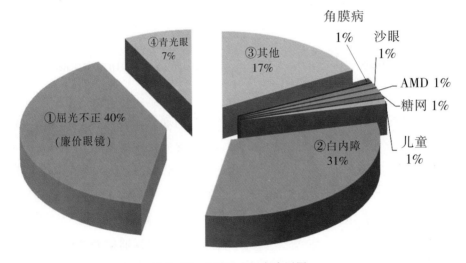

图 6-30   全球视力损害病因图

(四)跌倒影响老年人生存质量

1. 跌倒与视功能损害有关

澳大利亚墨尔本大学皇家眼耳医院眼科中心 Lamoureux E 等研究人员对低视力老年人跌倒与视功能、视力损害的相互关系进行了调查。研究指出跌倒是老年人受伤的主要原因,也是老年人在医药费用支出的主要项目之一。报道称视力低下可能是其重要因素。分析主要原因是视力损害,使用 LogMAR 视力表测定矫正视力<0.3,同时与对比敏感度、深度觉(立体觉)、视野损害等因素有密切关系。研究还指出,就上述某一单独的因素分析,与跌倒均无显著相关性($P>0.05$)。若使用多变量回归分析发现,视功能(视力、视野、对比度)损害和行动不便的老年人/低视力更容易发生跌倒致伤。

2. 老年人/老年低视力照明环境的设计

双管齐下改造/完善各种设施、避免视残老人意外跌倒,看成是提升老年人尤其是老年低视力患者生存质量的一重要环节。这里着重介绍照明方面对老年生存质量的保障。

表 6-13　老年人家居照明光环境推荐值

照度提高范围	区域	照度标准值(LX)	老年人推荐值(LX)
深夜照明 5 倍	深夜去卫生间	2~4	10~20
交通区域 3 倍	门厅、过廊	1~10	3~30
一般照明 1.5 倍	一般活动	20~50	30~75
	餐厅、房厅、厨房	20~50	30~75
	卫生间	10~50	15~30
局部照明 2 倍	读书报、写字	150~300	300~600
	床头灯	75~150	150~300
	精细作业	200~500	400~1000

根据老年人视觉特点及生理因素进行照明光环境的设计(表 6-13),还要考虑到老年低视力患者而言多半有全身疾病的困扰,所以他们大部分时间是在家、社区或敬老院等。

(1)避免眩光照射

应采用多光源照明来达到较高的照度,为增加照明的均匀性及避免眩光的产生,不宜采用单个过亮的灯作为唯一的照明,特别是裸灯,所以要做好灯具的遮光处理。

(2)选用良好的显色电光源

老年人对色差的识别能力减弱,对于色调较接近的色彩如红色和橙色、蓝色和绿色区分能力减弱,选用显色性较好的光源有利于老年人对室内色彩的正确分辨。

如 LED 的显色性较好,可作为房间的一般照明。还要注意光色的配置（冷暖搭配的灯）并具有调光的功能,以便根据不同季节,不同的视觉需要进行调节。

(3)室内陈设模式

要针对不同年龄段、行为模式、身体及视力的损伤程度进行合理的设计。注意色彩的搭配,如地板、家居等不宜用高反光材料,避免过多的应用黑色、深黄色以免引起老年人心理的失落感。由于老年人的视觉准确定位性降低,电源开关应选用宽板防漏电式按键开关,墙上加控制开关板,离地高 1m 左右。通向卫生间的走道,在其临墙离地高 0.4m 处宜设灯光照明,以便增加夜间行走的安全感。可采用一灯多控或多灯

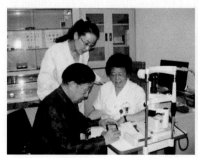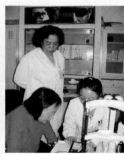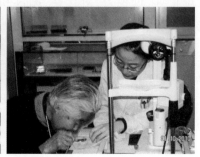

图 6-31　图展:老年低视力助视器康复训练

一控的方式,但不要太复杂。

总之,良好的照明条件,对老年低视力患者的起居、食欲、交往,消除孤独、焦虑感,增强自信心,提高生活质量都是起积极的作用,另外更需要全社会共同的努力。

附 2:国际低视力案例赏析

(从 International Centre for Eye Health Community Eye Health Volume 14 Issue, 2012 案例中采撷几例,供读者学习参考)

案例都是来自真实的患者,用来展示低视力实际的评估和干预。这些案例显示,病史及诊断可以指导我们设定评估的重点,并了解哪些措施(尤其是非光学性的)会使患者立即受益。

案例 1:非光学性助视器应用范例

患者,男性,60 岁,退休教授,患年龄相关性黄斑变性。他主诉不能阅读小字书籍,但阅读是他生活中的重要部分。他在大学教学生,在家大量使用电脑工作,完成教学以及和朋友交流。

根据病史、访谈和诊断分析其患有中心视野缺损和对比敏感度下降。这需要改善照明光环境。低视力团队评估了他的最佳矫正远、近视力,对比度,阅读和书写的能力以及中心视野缺损的程度。

用 logMAR 视力表测试,他的最好眼视力为 0.8logMAR[4.2(0.15)],近视力在 15cm 距离+2D 下加光近视力为 1M (N8)[4.2(0.15)]。通过使用+3D 下加光提高到 25cm 距离 0.63N[4.6(0.4)]。有了这些辅助器具能阅读报刊和书写文字等。同时建议他除了一

直佩戴自备的双焦眼镜和室内整体照明外,还要配备台灯、阅读/书写缺口器(图 6-32),这样他就能继续从事自己的工作。

案例 2:访谈

患者,男性,45 岁,职员,青光眼。

主诉:他每天开车上班或夜间工作时有视力障碍,行动困难,不能顺利过马路,看不到路面和周边的行人或物体。

低视力团队分析在夜晚和光线差的环境中尤其是光线暗淡时无法识别路标,需要改善照明光环境。于是低视力专家进一步评估了包括最好的远、近视力, 对比法视?测定和对比敏感度测试。如利用把浅色物体放在黑色背景的方法进行测试。让患者在不同的照明条件下进行短距离行走,来测试行动能力。

戴用-4.00D 镜片后,测出远视力为 0.6logMAR[4.4(0.25)],看近不戴镜视力在 20cm 处看到 1M(N8)

助视器的选用:配了一个 6D(1.5X)的手持放大镜使他能轻松的阅读报刊上 5 号字体。并告知他外出有阳光时要戴上遮阳帽防止眩光。在他工作的环境改善照明光环境(强光下好)增强对比度。这样他很容易发现门口位置和混凝土立柱。同时建议

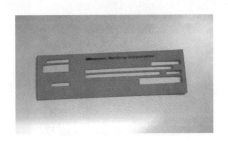

图 6-32　阅读/书写缺口器

图 6-33　管状视野

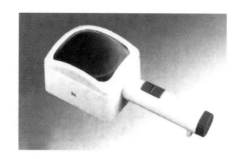

图 6-34　带光源的立式放大镜

他不要自己驾车上班，改乘公交或搭乘便车、出租车。还要告知患者定期复诊和使用青光眼药物。这些措施增强了他的行走、工作的效率和自信心，继续从事他原来的工作(图 6-33：管状视野)。

案例 3

患者，女性，75 岁，患糖尿病视网膜病变，曾接受白内障人工晶状体植入术。主诉：在家中无法确定自己的方位，无法识别厨具及各种调料。

低视力团队分析她由于植入人工晶状体伴有调节丧失，同时糖尿病视网膜病变所致眼底片状出血而致视野缺损，对比敏感度下降，眩光产生，辨色力下降等视功能损害，进行全部评估后，屈光测定(验光)矫正后其远视力是 1.0logMAR [4.0/(0.1)]，看近下加+4.00 镜片，她的近视力能在 20cm 看到 1.6M [4.1(0.12)]。

为了提高近视力用于阅读，使用 8D (2X)照明立式放大镜，使她能阅读 1M[4.3 (0.2)]印刷体刊物。为了阅读舒适、延长时间，加用阅读架并额外增加照明。她还用此放大镜辨认货币面值，方便购物。在她的厨房，给她不同的罐子上贴上标签，用形状及大小不同的容器来装调料等，帮她解决了生活、学习、料理家务等问题。这是低视力工作的职责。

案例 4

患者，男性，14 岁，患先天性眼球震颤

他抱怨看课本上的小字感到很吃力，致使阅读速度变慢，也找不到掉在地上的物件，难以在不熟悉的环境中行走。在学校不能和同学一起玩耍，连识别食物及熟练的进食都有困难。进行评估后，给他配了一副远用眼镜。阅读时用一个 14D(3.5X)带光源的立式放大镜(图 6-34)，配有阅读架进行阅读和做近距离的工作。建议他夜间使用手电筒照明，白天外出戴上带沿的帽子以克服眩光，用深色餐具进食(改善对比度)。这样用放大镜帮助他舒适的阅读并提高阅读速度，简单地改造环境(帽子、餐盒、额外的照明等)，使他能独立行走，增强了信心，融入社会。

第 7 章

视光学计算题解答集锦

在视光学领域内存在许多"数学计算题",如低视力值的计算;助视器放大倍率的计算;以及验光配镜时屈光度数的计算,放大倍率与屈光度数之间的换算;还有远用望远镜近用时附加阅读帽焦度等系列运算题。现从中采撷具有代表性、典型的案例,把它们分门别类"串穿"起来,进行有理有据的解答,给读者以清新的概念和答案,惠及低视力工作者及患者。

一、视力表及视力值的计算

例1 根据视标的笔划/缺口宽度计算视标的边长(高度):

解:利用公式 $V=\dfrac{1}{\alpha}=\dfrac{d}{D}$

V:视力值; $\quad\alpha$:视角;

d:标准检查距离;D:设计距离

视标的笔划/缺口宽度=d(检查距离)×α(视角)×ρ(1 弧度数)

设 C 为视标的边长(高度),则 C=5×d×α×ρ

如代入视力表第一行的数字:

C=5×5×10′×ρ(2.90888×10⁻⁴)=72.72mm

以此类推:如第二行 C_2=57.76mm,

见第 4 章表 4-1。

例2 远视力表的标准检查距离为 5m。被检者在 2.5m 处能看清 0.2 视标,求真实视力值是多少?

解:由公式 $V=\dfrac{d}{D}$,可得 0.2 行视标的设计距离

$$D=\dfrac{d}{V}=25m$$

其真实远视力值

$$V'=\dfrac{d'}{D}=\dfrac{2.5}{25}=0.1$$

式中,V′:真实视力值

d′:实际检查距离

d:标准检查距离

V:所测得的视力值

由此可推算出公式

$$V'=\dfrac{d'}{d/V}=\dfrac{d'}{d}\times V$$

答案:0.1

例3 又设被检者在 2m、1m、0.5m、0.25m 能看清 0.2 视标,其真实视力值分别是多少?

解:例 2 公式可以写成

$$V'=\dfrac{实际检查距离}{标准检查距离}\times 所测得的视力=\dfrac{d'}{d}\times V$$

得出的真实视力值答案如下:

$$V'_1=\frac{2}{5}\times0.2=0.08$$

$$V'_2=\frac{1}{5}\times0.2=0.04$$

$$V'_3=\frac{0.5}{5}\times0.2=0.02$$

$$V'_4=\frac{0.25}{5}\times0.2=0.01$$

例4　近视力表的标准检查距离是 25cm。被检者在 15cm、10cm、5cm 处能看清 0.2 视标,其真实的近视力值分别是多少?

解:代入公式 $V'=\frac{d'}{d}\times V$ 得

$$V'_1=\frac{15}{25}\times0.2=0.12$$

$$V'_2=\frac{10}{25}\times0.2=0.08$$

$$V'_3=\frac{5}{25}\times0.2=0.04$$

例5　一低视力儿童能够阅读 40cm 的 2M 的字,但他想阅读 1M 的字,求其新的阅读距离?

解：新的阅读距离也称等效视距离 "equivalent viewing distance (evd)"或称矫正距离。这里的 d=40cm 是该类近用视力表的标准检查距离;"M"是视标大小的单位,在 40cm 处看到 2M 相当于小数记录值 0.2,1M 为 0.4。

根据公式: $\dfrac{检查距离}{字的大小}=\dfrac{等效视距离}{目标大小}$

即 $evd=\dfrac{检查距离\times目标大小}{字的大小}$

代入公式

$$evd=\frac{0.4m\times1m}{2.0m}=0.2m=20cm$$

我们将鼓励这个孩子在 20cm 处使用他的调节来阅读,这是属于相对距离的放大。

答案:20cm

例6　一低视力患者在 3m 处远视力为 0.15,看电视时需要 0.5 的视力,求其看电视的距离(新的注视距离)?

解:公式:新的注视距离

$$=\frac{目前的视力值}{所需要的视力值}\times目前的距离$$

代入公式 $=\dfrac{0.15}{0.5}\times3(m)=1(m)$,所以患者看电视的距离为 1m。

答案:1m

二、助视器倍率的计算

(一)远用望远镜放大倍率计算(角性放大)

设:如图 7-1 所示,光线入射角为 θ,光线射出角为 θ'。物镜焦距为 f_1,焦度为 F_1。目镜焦距为 f_2,焦度为 F_2。像移距离为 h',放大倍率 M 可计算如下:

$$M=\frac{\tan\theta'}{\tan\theta}\left|\frac{h'/f_2}{h'/f_1}\right|=\left|\frac{f_2}{f_1}\right|=\left|\frac{F_2}{F_1}\right|$$

M:角放大率;θ':光线的出射角;θ:光线的入

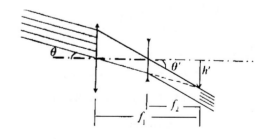

图 7-1　伽利略望远镜放大原理

射角;h′:物镜所成的像高;f₁:物镜焦距;f₂ 为目镜焦距;F₁:物镜焦度;F₂:目镜焦度

例 7 已知开普勒望远镜的物镜焦度为+4.00D,目镜焦度为+12.00D。求:该望远镜的放大倍率?

解:代入公式

$$M=\left|\frac{F_2}{F_1}\right|=\left|\frac{目镜焦度}{物镜焦度}\right|=\left|\frac{12}{4}\right|=3×$$

所以该望远镜放大倍率为 3×。

答案:3×

例 8 已知一伽利略望远镜物镜焦距+50cm,目镜焦距−20cm,其放大率是多少?

解:代入公式

$$M=\left|\frac{f_2}{f_1}\right|=\left|\frac{物镜焦距}{目镜焦距}\right|=\left|\frac{50}{-20}\right|=2.5×$$

所以该望远镜放大倍率为 2.5×。

答案:2.5×

例 9 已知一低视力患者远视力为 0.1,若使患者看清 0.4 视力时,应用望远镜放大倍率是多少?

解:C= 5×d(检查距离)×α(视角)×ρ(1 弧度数)

$$\alpha_1=\frac{1}{V_1}=\frac{1}{0.1}=10′;$$

0.1 行视标大小 C₁=5×d×α×ρ=5×5×10′×

2.90888×10⁻⁴=72.72mm

同理:

$$\alpha_2=\frac{1}{V_2}=\frac{1}{0.4}=2.5′;$$

代入公式

0.4 行视标大小 C₂=5×d×α×ρ

=5×5×2.5′×2.90888×10⁻⁴

=18.18mm

若将 0.4 行视标(18.18mm)用望远镜放大到 0.1 视标(72.72mm)的大小,则患者在 5m 处就能看清 0.4 视标,

其放大倍率 M

$$=\frac{0.1\ 行视标高度}{0.4\ 行视标高度}=\frac{72.72}{18.18}=4×$$

答案:4×

在实际应用中,常用一种简捷的计算方法,即

$$放大倍率\ M=\frac{C_1}{C_2}=\frac{\alpha_1}{\alpha_2}=\frac{1/V_1}{1/V_2}=\frac{V_2}{V_1}=\frac{0.4}{0.1}$$

$$=4×$$

即放大倍率 $M=\frac{视力期望值}{残余视力}$

答案:4×

例 10 又设低视力患者的远视力为 0.08,0.15,0.2。求:使看清 0.4 视标时远用望远镜的放大倍率(M)?

解:利用上述公式计算其望远镜的放大倍率答案分别如下:

$$M_1=\frac{0.4}{0.08}=5.0×$$

$$M_2=\frac{0.4}{0.15}=2.5×$$

$$M_3=\frac{0.4}{0.2}=2.0×$$

(二)近用助视器放大倍率的计算

放大镜放大倍率的计算方法:在日常工作生活中,我们常以 25cm 作为放大镜放大率 M 的基准点(即明视距离),因此放大率 M= F/4 或 25/d(F:放大镜屈光度数 d:放大镜焦距),见表 7–1。

例 11 一低视力患者在眼前 8cm 处才能看清目标物体。若配戴眼镜式助视器,放大倍率(M)是多少?

表 7-1　以 25cm 为基准点的放大率与所需调节
　　　　之间的关系

目标离眼距离(cm)	放大率(×)	所需调节(D)
25	1	4
12.5	2	8
6.25	4	16
5.00	5	20
4.16	6	24
3.13	8	32
2.50	10	40
1.00	25	100

解:在无调节时,利用公式:

$$F=\frac{1}{l}=\frac{1}{0.08m}=12.5D$$

$$M=\frac{F}{4}=\frac{12.5}{4}\approx3×$$

所以该患者可配戴放大倍率为 3× 的眼镜式助视器(相对距离放大)。

若患者存在调节,可根据其调节力大小适当减小放大倍率。

答案:3×

例 12　一患者戴+2.50D 阅读眼镜,使用+20.00D 立式放大镜,物距为 4cm,求其等效放大率 M?

解:由于立式放大镜与人眼(或阅读镜)相隔一定距离,故其总屈光力不再是简单的相加,而是利用厚透镜成像公式来计算:

$$F=F_M+A-d\cdot F_M\cdot A \qquad （公式1）$$

式中,F 为等效屈光力,F_M 为立式放大镜的屈光力,A 为人眼的调节或阅读镜附加,d 为立式放大镜与人眼(或阅读镜)的距离。

立式放大镜是将高为 h 的物体置于焦点 F 内,物距为 u;产生一个正立放大的虚像,像距为 u'(如图 7-2)。为了看清此虚像,人眼需产生一定的调节 A (或配戴近用阅读镜),放大镜离人眼(或阅读镜)的距离为:

$$d=\left|-\frac{1}{A}-u'\right| \qquad （公式2）$$

将 $u=-0.04m$,$F_M=+20.00D$ 代入高斯公式 $\frac{1}{u'}-\frac{1}{u}=F_M$ 可得 $u'=-0.2m$

将 $A=+2.50D$,$u'=-0.2m$ 代入公式 2 得 $d=\left|-\frac{1}{A}-u'\right|=\left|-\frac{1}{2.50}-(-0.2)\right|=0.2m$

将 $F_M=+20.00D$,$A=+2.50D$,$d=0.2m$ 代入公式 1 得

$$F=F_M+A-d\cdot F_M\cdot A=20+2.5-0.2×20×2.5=+12.50D$$

放大率 $M=\frac{F}{4}=\frac{12.50}{4}\approx3×$ （相对尺寸放大）

答案:3×

注:人眼若想看清立式放大镜所成的虚像,d 要大于 0。在本题中,$|u'|=20cm$,若使 d>0,则 $\left|\frac{1}{A}\right|>|u'|$,A<+5.00D,意味着患者若想看清物体,阅读附加镜要小于+5.00D。

例 13　若一低视力患者使用+3.00D 的阅读眼镜联合+10.00D 的手持放大镜看物

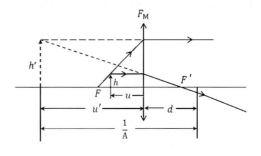

图 7-2　立式放大镜的光学原理图

体，手持放大镜与阅读眼镜间的距离约为5cm，求系统的等效屈光力和放大率是多少？

解：手持放大镜与阅读眼镜联合后的总焦度可通过厚透镜公式进行计算：

$$F=F_1+F_2-d\cdot F_1\cdot F_2$$

式中，F：总焦度；F_1：手持放大镜的焦度；

F_2：阅读眼镜的焦度；

d：手持放大镜与阅读眼镜间的距离（即厚透镜的厚度）。

代入公式

$$F=F_1+F_2-d\cdot F_1F_2$$

$$=10+3-0.05\times10\times3=11.5(D)$$

放大率 $M=\dfrac{F}{4}=\dfrac{11.5}{4}\approx3\times$

（相对尺寸放大）

答案：3×

例14 一低视力患者测近视力为0.2。求：患者看清0.4视标时的注视距离和近用眼镜式助视器的焦度？

解：C= 5×d（检查距离）×α（视角）×ρ（1弧度数）

$$\alpha_1=\frac{1}{v_1}\times\frac{1}{0.2}=5';$$

代入公式，0.2行视标大小

$$C_1=5\times d\times\alpha_1\times\rho=5\times0.3\times5'\times2.9\times10^{-4}=2.18mm$$

$$\alpha_2=\frac{1}{v_2}\times\frac{1}{0.4}=2.5';$$

代入公式，0.4行视标大小

$$C_2=d\times\alpha_2\times\rho=0.3\times2.5'\times2.9\times10^{-4}=0.2175mm$$

假设0.2视标在检查距离0.3m处对眼所张的视角为α（图7-3），则

$$\tan\alpha=\frac{2.18}{300}=0.0073$$

设患者能看清1.09 mm的0.4视标为 l，

$$l=\frac{1.09}{\tan\alpha}=\frac{1.09}{0.0073}=150mm$$

$$F=\frac{1}{0.15m}=+6.67D\approx+7.00D$$

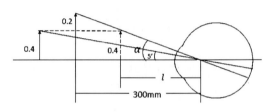

图7-3 近用助视器放大原理（相对距离放大）

答案：患者可戴+7.00D的矫正眼镜，在15cm处能看到0.4视标。

表7-2为不同近视力的低视力患者看清0.4视标时的注视距离和眼镜焦度。

表7-3中的RV是远视力的倒数，如表中矫正视力为0.05，其倒数为20（100/5），以此类推。表中系数是从近视力表中提供的设计距离计算出的。如用近用视力表（d=

表7-2 低视力看近达0.4所需眼镜式助视器的注视距离及焦度

近视力	0.05	0.06	0.08	0.1	0.126	0.16	0.2	0.25	0.32
注视距离(cm)	3.8	4.5	6.0	7.5	9.5	11.0	15.0	19.0	24.0
眼镜焦度(D)	27.00	22.00	17.00	13.50	10.50	9.00	7.00	5.50	4.50

表 7-3　低视力看近达 0.5 或 0.6 所需眼镜式助视器的焦度

矫正近视力	RV	看清近视力 0.5 所需焦度及距离 (系数 =1.6)		看清近视力 0.6 所需焦度及距离 (系数 =2.0)	
		焦度 (D)	阅读距离 (cm)	焦度 (D)	阅读距离 (cm)
0.05	20	32	3	40	2.5
0.06	16	25	4	32	3
0.08	12.5	20	5	25	4
0.1	10	16	6	20	5
0.2	5	8	12.5	10	10
0.3	3.3	5	20	6	16

30cm)，左侧标有近视力记录值(0.1、0.25……1.0)，右侧标的就是设计距离(cm)(300、120……30)。正常人看清近视力 0.5 的距离是 60cm，看清 0.6 的距离为 50cm。0.5 的系数为 100/60 =1.6，0.6 的系数为 100/50=2.0。所以上表列出患者要看清 0.5 或 0.6 的系数分别为 1.6 及 2.0，用系数再分别乘以远视力的倒数(RV)即是所需的眼镜式助视器的屈光度数。在实际工作中只需查表即可。

例 15　低视力患者的近视力为 0.08、0.16、0.2，求患者看清 0.3 视标的注视距离和助视器倍率(或眼镜的焦度)？

解: 在实际验配中,若计算的结果为看清 0.3 视标的矫正眼镜的焦度和注视距离,可以简单地利用小数视力值替代注视距离,作为近视力矫正试片的起始参数依据:

$$l=V$$

$$F=\frac{1}{l}$$

l:患者看清 0.3 视标的注视距离(m);

V:患眼的近视力;

F:患眼看清 0.3 视标所需眼镜的焦度(D)

代入公式得:

$l_1=V_1=0.08 ; F_1=\dfrac{1}{l_1}=\dfrac{1}{0.08}=12.50D ;$

$$M=\frac{F}{4}=\frac{12.5}{4} \approx 3 \times$$

$l_2=V_2=0.16 ; F_2=\dfrac{1}{l_2}=\dfrac{1}{0.16}=6.25D ;$

$$M=\frac{F}{4}=\frac{6.25}{4} \approx 1.5 \times$$

$l_3=V_3=0.2 ; F_3=\dfrac{1}{l_3}=\dfrac{1}{0.2}=5.00D ;$

$$M=\frac{F}{4}=\frac{5.00}{4} \approx 1 \times$$

例 16　一低视力患者使用 2.5× 望远镜进行阅读,在其不用调节的情况下阅读距离是 25cm,所需阅读帽的焦度的是多少?

解: 注视眼需付出与望远镜射出光线的离散度等量的调节力才能看清近目标,而正常眼无法满足如此高的调节度。若在望远镜前加 +4.00D 的阅读帽,则 25cm 的近目标发出的离散光线通过阅读帽的聚合后进入望远镜已成为平行光线,注视眼通过望远镜犹如在看无限远,目标即可被注视眼清晰看见。

所以所需阅读帽的焦度:

$$F=\frac{1}{l} \times \frac{1}{0.25}=4D$$

答案:4D

例 17：用 2.0×的远用望远镜看 25cm 的近目标,求望远镜射出光线的离散度?

解:所需阅读帽的焦度 $F=\dfrac{1}{l}\times\dfrac{1}{0.25}=4D$

其离散度等于阅读帽焦度乘以望远镜倍率的平方:

$$F=F'\times M^2$$

F:离散度 F':阅读帽焦度 M:望远镜倍率

代入公式得:

$$离散度 F=\dfrac{1}{0.25}\times 2^2=16.00D$$

答案:16D

表 7-4   物镜帽通过不同倍率远用望远镜的光线离散度

物镜帽透镜焦度(D)	远用望远镜的倍率(×)		
	2.0	2.5	3.0
0.25	1.00	1.50	2.25
0.50	2.00	3.00	4.50
0.75	3.00	4.50	6.75
1.00	4.00	6.25	9.00
1.25	5.00	7.75	11.25
1.50	6.00	9.25	13.50
1.75	7.00	11.00	15.75
2.00	8.00	12.50	18.00

例 18   若低视力患者验光结果为-12.00DS-3.00×180DC,望远镜放大倍率为2×,求阅读帽(F')焦度的大小?

解:要使患者屈光不正的度数正好等于望远镜射出光线的离散度,则阅读帽焦度的大小

$$F'=\dfrac{F}{M^2}=\dfrac{-12.00DS-3.00\times180DC}{2^2}$$

$$=-3.00DS-0.75\times180DC$$

例 19   近用望远镜的放大倍率为 2.0×,阅读帽的焦度为+4.00。求望远镜加阅读帽的总焦度?

解:

$$F=2\times4.00=8.00(D)$$

当采用+8.00D 近用眼镜式助视器看近时,阅读距离应为 12.5cm。而采用 2.0×望远镜加+4.00D 的阅读帽看近时,同样是+8.00D 的屈光效果,阅读距离增加为 25cm,可见近用望远镜助视器的实际意义在于增加阅读距离,使近距离书写或操作更方便,并减少了阅读疲劳。

例 20   低视力患者的近视力分别为 0.25、0.1、0.05。求近用望远镜助视器的倍率、阅读帽焦度和注视距离?

解:

①近视力为 0.25,看清 0.4 视标的正透镜总焦度为 5.50D（查表 7-2 可知）,近用望远镜助视器的倍率可选择 2.0×。

阅读帽焦度 F=5.5/2=2.75(D),注视距离 d=1/2.75=0.36(m)

②近视力为 0.1,看清 0.4 视标的正透镜总焦度为 13.50D,近用望远镜助视器的倍率可选择 2.5×。

阅读帽焦度 F=13.5/2.5=5.40(D),注视距离 d=1/5.40=0.18(m)

③近视力为 0.05,看清 0.4 视标的正透镜总焦度为 27.00D,近用望远镜助视器的倍率可选择 3.0×。

阅读帽焦度 F=27/3=9.00(D),注视距离 d=1/9=0.11(m)

例 21　若低视力患者使用放大倍率为 5×
闭路电视助视器(CCTV),离屏幕的距离为
15cm,求总的放大倍率为多少?

解: 在 25cm 看屏幕时,距离相对放大作
用=1 或 1 个单位。

总的放大倍率

$$M=M_1 \times M_2$$

M_1:CCTV 的相对尺寸放大作用

M_2:相对距离放大作用

代入公式得

$$M=M_1 \times M_2=5 \times \frac{25}{15}=8.3(\times)$$

答案:8×

例 22　远用瞳距为 65mm, 注视距离为
10cm。求近用瞳距/近用光心距?

解:近用光心距可根据下面公式计算:

$$P_n=P_d \cdot \frac{(d-1)}{(d+1)}$$

P_n:近用光心距(mm)

P_d:远瞳距(mm)

d:目标距双眼回旋点连线的垂直距离
(cm)

代入公式得

$$P_n=65 \times \frac{10-1}{10+1}=53mm$$

答案:53mm

为免于计算的麻烦, 现将不同注视距
离的近光心距系数列表如下 (表 7-5),将
测得的远瞳距乘以注视距离相应的近光心
距系数 C, 即为近光心距。

$$P_n=P_d \times C$$

P_n:近光心距

P_d:远瞳距

C:近光心距系数

表 7-5　近用助视眼镜的近光心距系数

近视力	0.05	0.06	0.08	0.1	0.12	0.15	0.2	0.25	0.32
注视距离(cm)	3.8	4.5	6.0	7.5	9.5	11.0	15.0	19.0	24.0
近光心距系数	0.58	0.64	0.71	0.76	0.81	0.83	0.88	0.90	0.92

例 23　若远瞳距为 68mm, 注视距离为
9.5cm,求近光心距?

解: 查表 7-5 可知 $P_n=68 \times 0.81=55$
(mm)

碎思录——智力游戏题一则

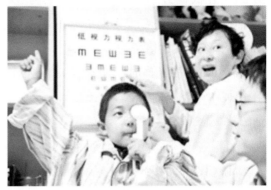

图 7-4

图 7-4 展示 6 岁小病人在医生、护士的指导下能准确地辨认低视力视力表的视标从而获得小儿真实的视力值。

下面有 5 种视力表，图 7-5A、B 是同质化的国际 logMAR 视力表，图 7-6 标准对数视力表，图 7-7 国际 Snellen 视力表，

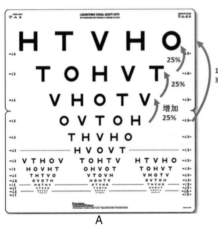

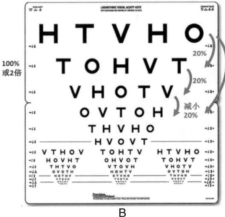

图 7-5　国际 logMAR 视力表

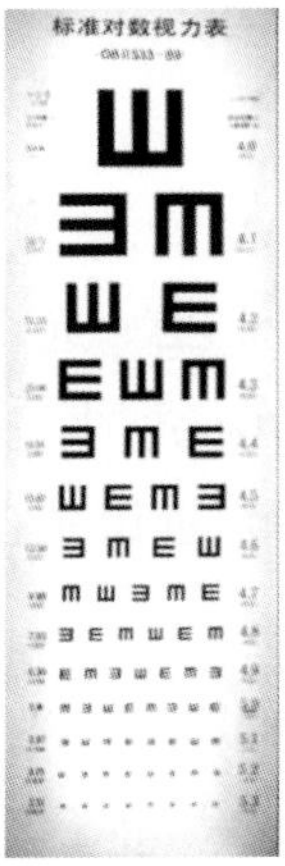

图 7-6　标准对数视力表

图 7-8 国际标准视力表，图 7-9 低视力视力表。请用数字即视标边长 C 来阐释哪种是"logMAR 视力表"家族的成员？

（1）图 7-5 A、B 相关数据解读

表 7-6　国际 logMAR 视力表相关数据解读

视角(1')		$10^{1.0}$	$10^{0.9}$	$10^{0.8}$	$10^{0.7}$	$10^{0.6}$	$10^{0.5}$	$10^{0.4}$	$10^{0.3}$	$10^{0.2}$	$10^{0.1}$	10^{0}	$10^{-0.1}$	$10^{-0.2}$	$10^{-0.3}$
设计距离	20 呎	200	160	125	100	80	63	50	40	32	25	20	16	13	10
	6 m	60	48	38	30	24	20	15	12	9.5	7.5	6	5	4	3
视标边长 C (mm)		87.24	69.30	55.08	43.74	34.74	27.60	21.19	17.40	13.86	10.98	8.70	6.96	5.52	4.38
		C_1	C_2	C_3	C_4	C_5	C_6	C_7	C_8	C_9	C_{10}	C_{11}	C_{12}	C_{13}	C_{14}
视力记录值	分数值	20/200	20/160	20/125	20/100	20/80	20/63	20/50	20/40	20/32	20/25	20/20	20/16	20/13	20/10
		6/60	6/48	6/38	6/30	6/24	6/20	6/15	6/12	6/9.5	6/7.5	6/6	6/5	6/4	6/3
	小数值	0.1	0.12	0.16	0.20	0.25	0.32	0.4	0.5	0.63	0.8	1.0	1.25	1.6	2.0
	对数	1.0	0.9	0.8	0.7	0.6	0.5	0.4	0.3	0.2	0.1	0	−0.1	−0.2	−0.3

该视力表视标为英文字母型，远用标准检查距离 d=20 英尺（6m），其各种相关数据见表 7-6。

（2）视标大小的增大与减小成倍数关系

图 7-5A、B 是同质化的产品，为阐述明白列为两个图示表达，通过运算证实相邻的视标增率都是相等的，根据表 7-6 标有视标的边长（高度），从左到右一系列数字。笔者把每个视标的边长用 $C_1, C_2 \cdots \cdots C_{14}$ 标出进行运算如下：

$$视标增率（图 7-5A）= \frac{C_1 - C_2}{C_2} = \frac{C_2 - C_3}{C_3} \cdots \cdots$$

$$= \frac{C_{13} - C_{14}}{C_{14}}$$

$$代入数字 = \frac{87.24 - 69.30}{69.30} = \frac{69.30 - 55.08}{55.8}$$

$$= \cdots \cdots = \frac{5.52 - 4.38}{4.38} \approx 25\%$$

$$负增率（图 7-5B）= \frac{C_2 - C_1}{C_1} = \frac{C_3 - C_2}{C_2} = \cdots \cdots$$

$$= \frac{C_{14} - C_{13}}{C_{13}}$$

$$代入数字 = \frac{69.30 - 87.24}{87.24} = \frac{55.08 - 69.30}{69.30}$$

$$= \cdots \cdots = \frac{4.38 - 5.52}{5.52} \approx -20\%$$

（3）国际 logMAR 视力表与标准对数视力表比对

用同样的方法，把国人用的标准对数视力表（图 7-6）进行运算，利用表 4-1 列出的视标边长带入数字，

$$视标增率 = \frac{72.72 - 57.76}{57.76} = \frac{57.76 - 45.88}{45.88}$$

$$= \cdots \cdots = \frac{4.59 - 3.64}{3.64} \approx 25\%$$

$$同样视标的负增率 = \frac{57.76 - 72.72}{72.72}$$

$$= \frac{45.88 - 57.76}{57.76} = \cdots \cdots = \frac{3.64 - 4.59}{4.59} \approx -20\%$$

结论：它们都属于 logMAR 视力表范畴内，证明国人在研发应用的"标准对数视力表"中已具备了 logMAR 各种数据.其中 L=5-logMAR 与国际接轨埋下了伏笔，成功研制了低视力视力表—中国 logMAR（图 7-9），从而验证了中国这一大派别在国际科学领域的重要位置，国际上也有意向引进我们的低视力视力表，在欧美乃至全球推广应用。

（4）Snellen 视力表与国际标准视力表比对

从版面上分析，国际上常用的 Snellen 视

表 7-7　国际 Snellen 视力表相关数据解读

视力值 d/D	20/200	20/100	20/70	20/50	20/40	20/30	20/25	20/20
视角 α	10′	5′	3.5′	2.5′	2′	1.5′	1.25′	1′
视标边长 C(mm)	87.24	43.50	30.45	21.75	17.40	11.25	10.88	8.70

注：视标边长 $C(mm) = 6 \times 5000 \alpha \rho$（$\rho = 2.9 \times 10^{-4}$）

力表（图 7-7）其检查距离为 20 英尺，视标每行的间隙是不规律的。整体上看，太多的小视标，没有足够的大视标，影响了分辨力（视力）。

按照上述方式运算得出下列数据：

$$①\frac{87.24 - 43.50}{43.50} = 100\%;$$

②$\dfrac{43.50-30.45}{30.45}$=43%；

③$\dfrac{30.45-21.75}{21.75}$=40%；

④$\dfrac{21.75-17.40}{17.40}$=25%；

⑤$\dfrac{17.40-11.25}{11.25}$=33%；

⑥$\dfrac{11.25-10.88}{10.88}$=20%；

⑦$\dfrac{10.88-8.70}{8.70}$=25%

从数据运算结果证明了 Snellen 视力表视标大小增率是不等的，无法满足 logMAR 对字母的计算和精确度的要求。

所以"它"不是 logMAR 家族中的成员！但是 Snellen 视力表是国际上常用的视力表，其视力记录以分数形式表达，概念明确，即视力值 V=d/D。d 为检查距离，D 为设计距离，一目了然，英美等国家一直沿用至今，长达 150 年之久，我国基本不用。

再与"国际标准视力表"（图 7-8）进行比对，这是我国最早应用的远用视力表（无国标注册）。从版面上看，视标 E 字形，但中划短缺；左侧标有小数记录值，我们比对视标增率是否恒定，根据小数记录及 1′ 视角在标准检查距离 5m 时为 1.0，解读相关参数见表 7-8。

表 7-8　国际标准视力表相关参数解读

视力值	0.1	0.2	0.3	0.4	0.5	0.6	0.7	0.8	0.9	1.0	1.2	1.5
视角	10′	5′	3.3′	2.5′	2.0′	1.67′	1.43′	1.25′	1.11′	1′	0.83′	0.67′
视标边长（mm）	72.50	36.25	23.93	18.13	14.50	12.11	10.37	9.06	8.05	7.25	6.02	4.86

计算如下：

①$\dfrac{72.50-36.25}{36.25}$=100%；

②$\dfrac{36.25-23.93}{23.93}$=51%；

③$\dfrac{23.93-18.13}{18.13}$=32%；

④$\dfrac{18.13-14.50}{14.50}$=25%；

⑤$\dfrac{14.50-12.11}{12.11}$=20%；

⑥$\dfrac{12.11-10.37}{10.37}$=17%；

⑦$\dfrac{10.37-9.06}{9.06}$=14%；

⑧$\dfrac{9.06-8.05}{8.05}$13%；

⑨$\dfrac{8.05-7.25}{7.25}$=11%；

⑩$\dfrac{7.25-6.02}{6.02}$=20%；

⑪$\dfrac{6.02-4.86}{4.86}$=24%

经过数字运算，可窥一斑，而知全豹。从中可以轻松证实国际标准视力表的视标大小的增率是不等的，无法解决变距应用及视力统计等问题，也不能直接与国际 logMAR 接轨，所以"它"不在 logMAR 的行列之中，因此已被废止停用。历史印证，不符合标准化的"视力表们"，已逐渐退出历史舞台。图 7-9 是既符合国情，又能与国际接轨的低视力视力表——中国 logMAR，已在我国低视力领域中广泛应用。

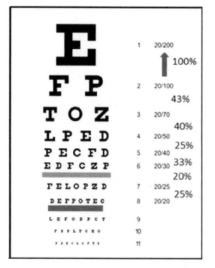

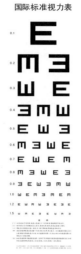

国际标准视力表

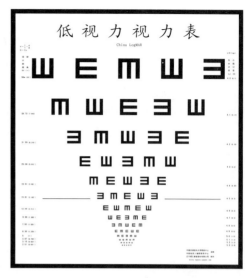

图 7-7　国际 snellen 视力表　　**图 7-8**　国际标准视力表　　**图 7-9**　低视力视力表

结论：图 7-5AB、图 7-6 及图 7-9 皆属于 logMAR 视力表范畴之内，而图 7-7、图 7-8 不是。

第 3 篇

基本康复

篇首语

科学技术的进步使低视力康复(视觉康复-第 2 篇)和盲人康复(基本康复-本篇)之间的桥梁缩短;多元化感觉输入,从残余视力、听觉、触觉重新获得视觉。各种导盲系统/设施宛如盲人的眼睛,是视力的延伸,是移动的红绿灯,是求救的信号。尽管环境复杂多变,道路坑坑洼洼,曲曲折折,障碍重重,定向行走训练增强了视残者自强不息的意志与决心,一定会走出家门,走出自信,走出自尊,走向美好的明天,融入社会。本篇主要内容是定向与行走技术(orientation and mobility,O&M)及日常生活的技巧(daily living skills,DLS)。

第 **8** 章

康复的概念及辅具技术

一、康复的新概念

(一)康复的定义

康复是指采用医学、工程、心理、教育和社会等各种手段，使残疾人的身体、感官、智能、精神、社会生活、职业、业余消遣、教育等方面的潜能得到最充分发展，借以达到最佳水平，增强自理能力，提高生活质量。

(二)康复工程

是医学与工程技术相结合的一门科学。其任务是应用一切现代化的科学和工程技术手段研究残疾人自身存在的残存功能，建立"残疾人-辅助器具-社会环境系统"的接口装置，为他们提供适宜的辅助器具，帮他们参与社会生活。

总之，康复是残疾人工作中的重要组成部分，是改善残疾人身体功能重归社会的重要基础。康复可以给盲人光明；给聋人声音；给肢残者行动的力量；给精神残疾者冷静的理性；给弱智者知识和能力；给脑瘫患者以智慧。

二、辅具技术服务

(一)辅具

辅具，即辅助器具。凡是能克服残疾影响、提高残疾人生活质量和社会参与能力的器具。如轮椅、拐杖、助听器、助视器等（图 8-1～图 8-4）。

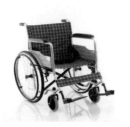

轮椅

图 8-1

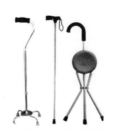

拐杖

图 8-2

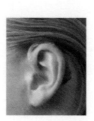

助听器

图 8-3

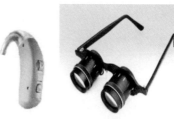

助视器

图 8-4

(二)辅助技术及设施

是用于功能障碍者和老年人维持、改善和提高其日常的、职业性的功能活动的工程技术、器械、用具及各类服务系统。

(三)辅具技术服务

是指直接帮助残疾人在选择、获得或应用辅助技术及设施等方面的服务和训练。

第 9 章

盲人定向行走的概念、意义、原则及设施

我国近千万视残患者中绝大多数缺乏正确行走的知识和方法。由于视功能障碍和外界环境的影响，极大地限制了他们的活动范围。如何能让他们能更好、独立地走出家门，是平等参与社会的重要手段之一。

实践证明，绝大多数视残患者有定向行走的需求，通过定向行走训练可以拓展其个人定向、建立自尊自信、实现独立行走、融入社会、实现自我价值。盲人定向行走是社会的进步，文明的象征。

一、定向行走的概念及意义

(一)定向行走的定义

1. 定向

是盲人利用自己仅有的或没有的残余视力。再加上自身形体的各个器官部位，在复杂的环境中确定自身的方位及其与周围物体之间的位置关系的思维规程。

2. 行走

是在定向的基础上，盲人能独立的从一个地方移动/走到另一个地方的过程。

3. 定向/行走的意义

盲人在环境中若不能定向，就像在大海中迷失方向，既不能安全的行走，也无法到达目的地；而有了良好的训练，就能准确地到达目的地，两者是相辅相成的。

4. 动用五官和大脑共同发挥作用

定向行走是训练盲人用一切可以发挥作用的感觉器官(眼、耳、鼻、舌、皮肤)，安全、有效、自如、雅观、文明行走的一门学科。

(1)五官：五官是指眼睛(视觉器官)、耳朵(听觉器官)、鼻子(嗅觉器官)、舌头(味觉器官)，及身体/皮肤(触觉器官)。

(2)大脑：大脑是人类的重要器官之一。其主要成分：水78%，脂肪10%，蛋白质8%，碳水化合物和盐分各占9%，其他微量元素2%。大脑好比一块集成电路，分布着五官的管辖区。不同的区域主宰着不同的功能(图9-1)。它们之间紧密的联系着，各尽其职，忠诚的永不停息地为人类服务。

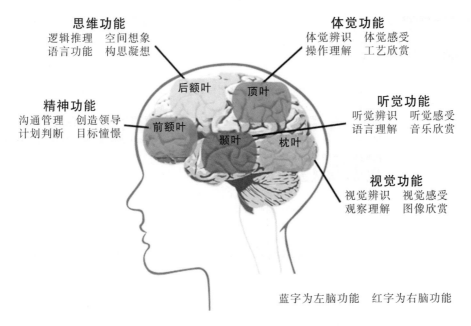

思维功能
逻辑推理 空间想象
语言功能 构思凝想

体觉功能
体觉辨识 体觉感受
操作理解 工艺欣赏

精神功能
沟通管理 创造领导
计划判断 目标憧憬

听觉功能
听觉辨识 听觉感受
语言理解 音乐欣赏

后额叶 顶叶

前额叶

颞叶 枕叶

视觉功能
视觉辨识 视觉感受
观察理解 图像欣赏

蓝字为左脑功能 红字为右脑功能

图 9-1 大脑功能分布示意图(见彩图)

①枕叶区:该区为视觉中枢,可接受并分析视觉图像。

②顶叶区:该区为触觉中枢,可接受身体的感觉,如触觉,温度觉,压觉,痛觉。

③颞叶区:该区为听觉中枢,可识别声音,音调和音质,与记忆和情感有关;其中海马回钩为嗅觉与味觉中枢。

④额叶区:该区是语言的产生,复杂的思维情感、技巧运动等。

(二)定向行走的工作原则

1.针对性原则:深入家庭,根据需求,进行一对一的训练。

2.安全优先原则:确保盲人的安全是任何情况下的首位工作。

3.实用性原则:讲求实效、"急用先学""实用优先""效果至上"。

(三)定向行走的基本设施

1. 固定标志

(1)路标

在盲人的行走环境中,任何可以帮助他们正确认知所在位置或方向的物品或道路特征,如墙角、斜坡、台阶、树干、电线杆、阴井盖、盲道、边界线等,都是盲人定向行走可以利用的路标,路标一般是固定的(图9-2、3、4)。

(2)边界线

盲人行走时,任何可以作为导向的一条沿线为边界线,如栏杆、马路边沿、墙边、水沟、草地边缘等等(图9-5)。

(3)无障碍设施(图9-6、7、8)

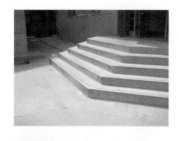

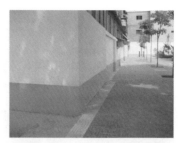

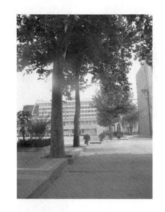

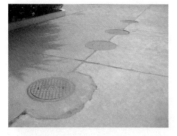

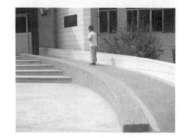

图 9-2　台阶与井盖　　　　　　　　　图 9-3　树干　　　　　　　　图 9-4　盲道与墙角

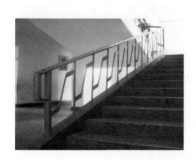

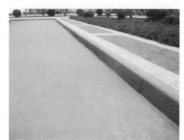

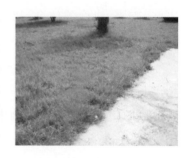

图 9-5　边界线

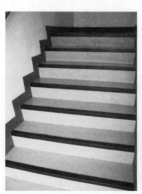

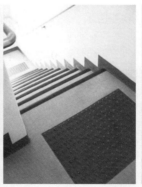

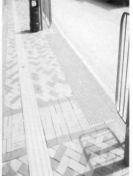

图 9-6　醒目的楼梯及盲道

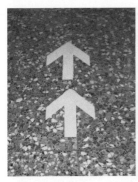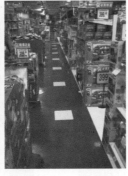

图 9-7　有图标的道路

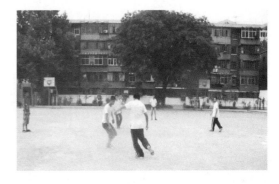

图 9-9　线索

2. 可利用一些自然现象

(1)线索

盲人在行走时,可以用来帮助他们确定自己位置或认清方向的任何声音、气味、温度、阳光、风向等信息,都可以称为线索(图 9-9)。

(2)心理地图

心理地图是大脑里对一定路线、环境所形成的图形, 如记在头脑中学校到家的路线图。它是盲人关于地形、路线、方位、建筑物、公共设施等信息的记忆表象,按比例安置到相应的位置,最后进行全面统筹,形成了心理地图,而非视觉空间的概念。心理地图形成的实质是把有关的线索集合起来

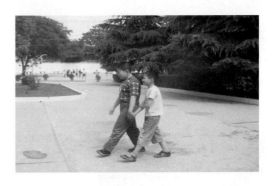

图 9-10　心理地图

为定向提供系统信息,为行走服务,顺利到达目的地(图 9-10)。

3. 触觉地图

是一种自动触觉地图,它是人们把道路交通情况按照一定的比例缩小若干倍后

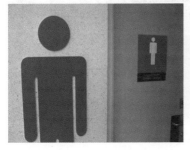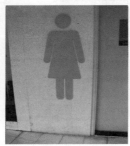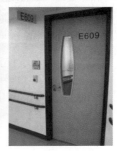

图 9-8　高对比度指示牌/门

以触觉的方式表达出来的图形。图形上显示各类服务设施的位置(图 9-11)。

地图上的上下左右分别代表北南西东,并用一些特定的触觉符号(图标)来代表实物。使用前应先弄懂图标,然后浏览全图,找出自己所在的位置和将要到达的地方,用手指"探索"最佳行走路线,再以触觉形式在地图上"行走",指出沿途的符号和路标,最后才实地行走。

二、利用助视器弥补视野损害

(一)倒置望远镜

1.又称缩小望远镜(miniwider,minifier telescope),可用 Galilean 或 Keplerian 望远镜(图 9-12)倒置,应用物镜代替目镜观察目标,用这种方法望出去,目标变小拉远,外面的视野被压缩,看到的范围增加了,起到了视野"扩大"作用(图 9-13),不足之处就是中心视力会降为原来的 1/2。所以对视野缩小且中心视力>0.1 的患者有一定的实用价值。

2.若手头无望远镜,可拿一直径较大的凹面镜置眼前一定距离处,相当于倒置望远镜的原理。

适应证:主要用于周边视野严重丧失者呈管状视野,中心视野半径在>5°~15°范围内,但中心视力尚存 0.1~0.3,适用于四级残障者。多见晚期青光眼和视网膜色素变性患者。

(二)取景助视器

1.所谓取景器助视器,是用丢弃的一次性照相机的取景器作为助视器,以用于

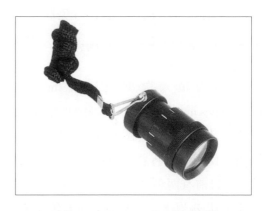

图 9-12 Keplerian 望远镜助视器

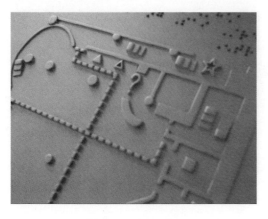

图 9-11 触摸地图

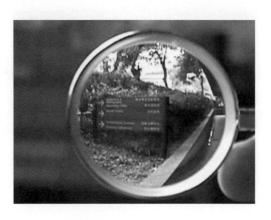

图 9-13 压缩后的小视野

扩大患者的管状视野。因这种一次性照相机大都有一个倒置伽利略望远镜的取景器,且光学性能较好。应用时手持或将取景器粘在眼镜片上,不同种类的取景器获得不同的视野放大作用。利用取景器助视器可以用来做中心视野或双光视野扩大器(biopticfied expander)。

2.尽管光学助视器大都具有分辨力的丢失,由于放大作用后的图像失真(变形)、动态、视野变小、不能用于行走交通、寻找各方向的物体等缺点,但在静止时观察一下远处的目标,同时又相应地扩大了视野,可与盲杖同用,还是称作有效的光学助视器之一,且最大的优点是实用且免费。

(三)眼内植入微型望远镜

眼内植入微型望远镜(miniature telescaopes implants)是一种将助视器设计成类似人工晶状体(图9-14)的形式植入眼内,使用时可将物象投射到健康的视网膜上。目前有两种型号,即:2.2×和2.7×,放大率可达2×以上。主要为中晚老年性黄斑变性(AMD)患者选择助视器提供一个另类的方法。该装置通常只用单眼移植,而另一眼用于提供周边视野用。

据报道,一位72岁的德国女性患者,植入这种助视器后,远视力提高到0.3,近视力0.5。出门能探路,在家能阅读5号字体杂志(图9-15)。

患者在进行该微型望远镜植入术前,需在低视力专家的指导下,采用外用低视力望远镜进行训练,以判断术后能否得到满意的提高,以及另一只眼是否有足够的周边视野提供。如果有影响视力的白内障患者,需行手术治疗白内障术后进行训练项目。

但植入该微型望远镜缺点很大,需要做大型眼科手术,会产生大量的角膜内皮细胞丢失而导致角膜水肿、角膜失代偿,久之致盲,并随时有异位乃至毁掉整个眼睛的风险,角膜移植的可能性将会增加。而装置在眼镜上的放大镜可戴可摘,在需要的时候还能改进,没有侵入性且成本更低。所以眼内植入微型望远镜是对一个简单问题的危险的解决方案。

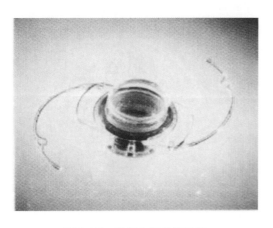

图9-14　类似人工晶体形状

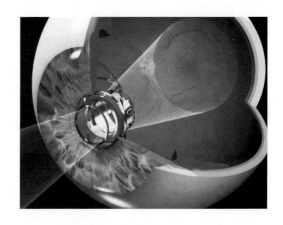

图9-15　微型望远镜植入眼内

第 **10** 章

导盲方法与技巧

一、人导法

(一)基础导盲(图 10-1)

1. 接触:导盲人走近盲人,与之同向并排站立,并以靠近盲人侧的手背轻触盲人手背,同时予以适当的语言提示(如"我带你走吧!")。

2. 抓握:盲人用被接触侧的手背,沿导盲人手臂的外侧轻快地向上滑行至屈肘大致成直角(大致成直角时正好在导盲人后的半步位置,而且盲人接收信息最为准确),然后盲人轻握导盲人的胳膊。抓握时,盲人的拇指放在导盲人胳膊的外侧,其他四指在内侧。

3. 站位:盲人抓握后立即后退半步,到导盲人侧后方,盲人确信自己抓握侧的肩在导盲人对侧肩的后面。

4. 随行:当导盲人迈脚后,盲人根据抓握侧手所获得的信息跟随导盲人行走。

注意:明眼人不能推着盲人双肩走,也不能让盲人搭着明眼人的双肩走。

(二)狭窄空间行走(图 10-2)

训练方法:导盲者将导盲臂从身体的一侧移到身后,手背轻贴后腰。盲人觉察导盲者的手臂的变化后,迅速从导盲者的一侧移到导盲者的背后,手臂伸直,步幅放小(盲人将手从导盲者手臂处移到手腕处,导盲者向后看看盲人是否在正后方)。

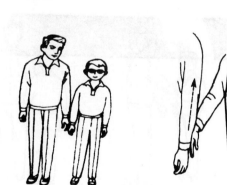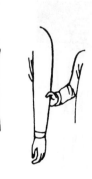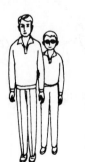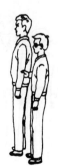

图 10-1　基础导盲

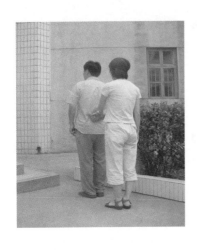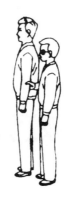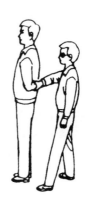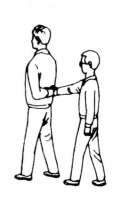

图 10-2　窄空间行走示意图

训练注意事项：

1.导盲者在拐弯时注意手臂不要向身后移动，以免使盲人误解为要通过狭窄通道。

2.通过狭窄通道后，导盲者的手臂从身后恢复到原位，盲人也恢复到狭窄通道前的姿势。

(三)180° 转向(图 10-3)

1. 训练方法

(1)若盲人在导盲者的右侧,导盲者先进行语言提示(如:该转向了),然后按顺时针方向转体,盲人察觉 后,逆时针转体,与导盲人面对面站立,导盲人的左手主动与盲人的另一手接触,盲人迅速以右手握住导盲者的左臂,用抓握方法立即重新建立导盲姿。

(2)若盲人在导盲者的左侧,动作同前,转体的方向相反。

2. 训练注意事项

(1)当仅是小角度改变方向时,不需使用此技巧。该技巧主要是在空间过于狭窄、

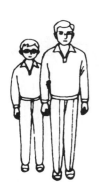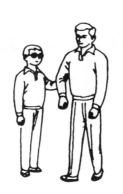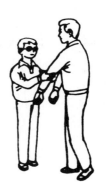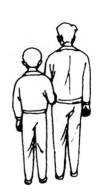

图 10-3　训练方法示意图

比较拥挤的场合下向后转时使用。

(2)注意欲向后转向,要求导盲者必须在停止行走前先用言语提示要换向,以免盲人不知道要换向而继续前走,同导盲者相撞。

(四)换边(图 10-4)

1.当盲人由于某种情况需要从导盲员的一侧移到另一侧时,导盲者应将被盲人握着的手臂伸向背后(指尖大约接触另一手臂的肘关节)。

2. 盲人沿着导盲者放在后背的手臂,从背后移过,换握另一方的手臂。

3.换边时双方均保持接触,不必停下来,脚步稍慢即可。

(五)进出门(图 10-5)

1. 训练方法

(1)门是开着的,可采用通过狭窄空间的技巧,若有门槛,导盲员宜稍停并告诉盲人。

(2)门是关着的,导盲者先要将盲人换边到门轴一方。然后导盲员用被抓握臂的手握住门的把手将门推或拉开,盲人以非抓握手沿导盲者手臂前伸摸到门把手打开门,然后随同导盲者进入或走出房门,走过门后盲人再把门轻轻带上。

2. 训练注意事项

(1)练习该技巧时,需结合各种门(如

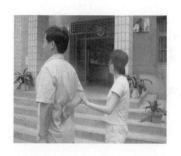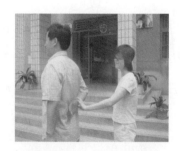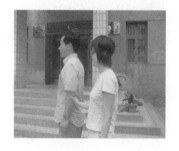

图 10-4 换边训练示意图

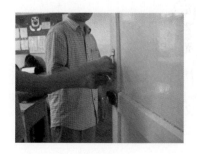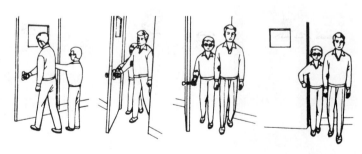

图 10-5 进出门训练方法示意图

单门、双门、转门和滑门等)进行。练习地点最好选择盲人日常生活熟悉的环境。

(2)使用该技巧时,注意因门的类型不同,导盲者的指示语有所不同,但均需说明门的类型和开向。

(3)门最好开得大些,以确保两个人能同时通过。

(4)盲人自己最后要把门关好,以证明自己的独立存在与能力——不是完全依靠别人。

(六)上下楼梯(图 10-6、7)

1.导盲者将盲人引到楼梯口,盲人用脚底、脚尖感知楼梯边缘,双脚对准楼梯,告诉他上或下,是否有扶手,使他有准备,盲人另一手也可以扶着扶手。

2. 导盲人先于盲人上或下一级楼梯,使盲人可以随着信号上或下楼梯,两人之间距离保持一级楼梯。

3.上下完最后一级楼梯,导盲人以稍停示意,或告诉盲人。

(七)找座位(图 10-8)

1. 训练方法

导盲者将盲人的手放到椅子的扶手

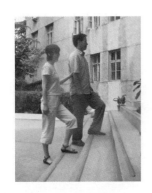
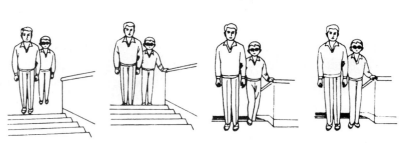

图 10-6　上楼梯示意图

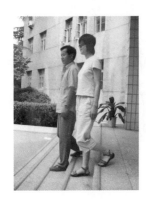
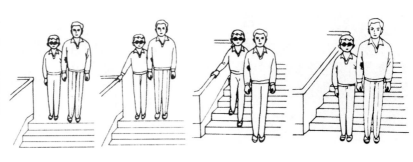

图 10-7　下楼梯示意图

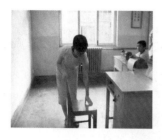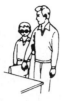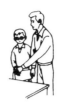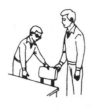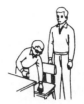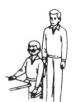

图 10-8　找座位示意图

上,盲人用腿轻碰椅面,以确定座位的朝向方位、大小,然后一手扶椅背另一手在座位上"清扫"一下,确认椅面上没有东西后自己再坐下。

2. 训练注意事项

(1)可结合各种类型的椅子组织训练。若座位没有扶手,导盲者可将盲人的手直接放到椅面上。

(2)盲人要确保了解椅子的朝向才落座,以免坐空摔跤。

(3)盲人坐下之前一定要养成摸一下座位上是否有东西的习惯,免得尴尬。

(4)导盲者千万不能扶盲人双肩推盲人坐下。

二、使用盲杖

千百年来,盲人外出独立探路最常用的,最经济的,最便捷随手即可找到工具——手杖。盲杖是盲人独立行走最普遍、最便宜的辅助工具。它是盲人手臂的延伸,可直接探索地面的情况,保护身体避免碰伤。

(一)盲杖的构造与种类

1.盲杖的基本构造:腕带、手柄、杖体、杖尖。

2.种类:目前我国生产的盲杖有直杆式和折叠式(图 10-9)。

3.选择盲杖应注意的事项

盲人使用的盲杖的优劣直接关系着盲人行走的安全,故盲杖的选择极为重要。盲杖最起码应具备信息传递和提供安全保障两项功能;触地的杖头要力求坚韧、耐磨、并且具有滑润度;传导性要好,即要有相当的强度;耐久性要好;重量要适当;手柄部感觉到舒适而不易疲劳,大小合适;长度要适合盲人的身高、步幅、肩宽、对障碍物的反应时间等(图 10-10)。

(二)盲杖的握法(图 10-11)

1. 斜握法

虎口朝上,大拇指握在盲杖的上方,食指伸直紧贴杖柄平面一侧,其余三指在盲杖下方弯曲,握杖时肘关节微屈,靠近身体。手杖要握得稳,握得轻松、舒服、像握手一样。

2. 直握法

分为握笔法和握拳法两种。

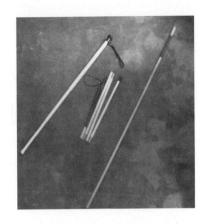

图 10-9　盲杖系列

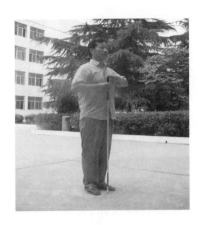

图 10-10　选用合适的盲杖

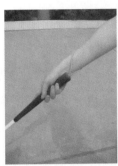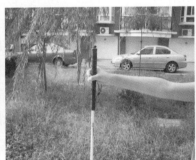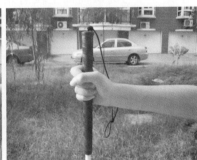

图 10-11　盲杖的握法

(三)盲杖使用的技巧

1. 斜杖而行(图 10-12)

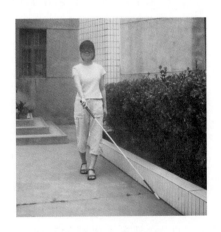

图 10-12　斜杖训练

(1)训练方法

①采用斜握法握杖。

②上臂、前臂和手腕伸直,持杖手大约在大腿前方 20cm 左右,手柄端略超出身体 5cm 左右。

③盲杖与身体、地面成一定的角度,杖尖轻触到身体另一侧的地面。

④杖尖可以在地上滑行,当遇到地面有裂缝和粗糙的情况时,可将盲杖略提起,越过不平整的路面。

(2)训练注意事项

①先练习站立时的持杖方法。

②在熟悉的环境中进行直线行走练

习,保持正确的盲杖位置,即使在转变时也是如此。

③行走时保持适当的速度,以便持杖者在碰到障碍物时有足够的反应时间。

④身体未能对正前方,肩部扭曲呀者手臂伸得太远会导致偏向。

⑤用杖尖沿着墙角、道牙及其他边缘线行走。

2. 持杖沿边缘线行走

(1)训练方法

①盲人通过盲杖发现边缘线。

②将身体面向边缘线延伸的方向（与边缘线平行而行）。

③跨离边缘线小半步。

④利用斜杖而行技术使盲杖的杖尖与边缘线接触,迈步前进。

(2)训练注意事项

①练习该技巧前预先找好特定的教学环境如马路的道牙、墙脚跟等,在实际的环境中学习与练习。在训练过程中,有时自己的脚会撞上边缘线, 这说明盲人斜杖而行的身体姿势有问题,这时应及时调整身体姿势,持杖侧的肩不要往前送,身体左右的

平面应保持与边缘线相垂直。在熟悉的环境中沿边缘线行走时, 可以不配合使用上部保护法, 但是在陌生环境中时最好配合使用上部保护法。

②沿边缘线行走时要注意行走的速度不宜太快,因为有时边缘线一旦不规则或出现意外情况时自己可以有反应的时间。

3. 盲杖触地辨别 (图 10-13)

(1)盲杖在地面敲击或滑行时会将地面信息通过盲杖传递到盲人的手上和耳中, 盲人可以根据手部获得的触觉信息和耳朵获得的听觉信息判断地面的情况,如辨别路况、察觉路面上的障碍物、判断障碍物等。

(2)盲杖在不同质地的路面上会得到不同的信息。如在平坦的沥青或水泥路上行走,杖尖与地接触较滑,声音较清脆;在粗糙不平的路上行走,杖尖与地摩擦较大;在松软的地面、草地上行走则没有声音或声音很小,手感也不同。

(3)此外,盲人也可通过杖尖的上升或下降了解地面的起伏情况。

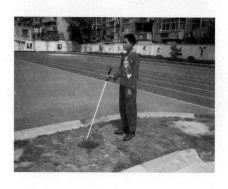 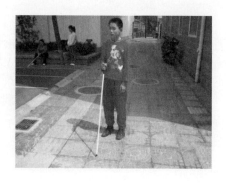

图 10-13　盲杖触地辨认

4. 盲杖探索障碍物 (图 10-14)

(1) 训练方法

①盲人在行走过程中，若杖尖碰到障碍物的时候应立即停止前进，不要越过杖尖与物体接触的界线，否则身体就会撞在物体上或被绊倒。

②当杖尖碰到障碍物时，可将杖尖抵住物体，将盲杖缓缓地竖起靠近物体，以了解物体的高度。

③将不持杖的手虎口靠紧盲杖，手指外展，拇指在杖身一侧，从手柄处沿杖身慢慢地向下滑动，以了解障碍物的高度和种类。

(2) 训练注意事项

①当盲杖碰到物体后根据发出的声音就可以判断是什么物体时，就没有必要再用手去探索，只要绕过物体沿着原来的路线向前行走即可。

②在碰到障碍物时，盲人可以综合地运用多种感官提供的信息来了解障碍物的情况。如综合利用触觉、听觉、嗅觉等感觉。

③如果遇到复杂的障碍物，仅仅使用盲杖还不能了解障碍物的情况时，可结合使用上部保护和下部保护等技巧，以防该物体有空间探伸等造成不必要的伤害。

④当盲杖碰到物体时，可以用杖尖轻轻探索一下物体的高矮或大小，但不要用力敲打物体，以免把物体打坏。

⑤当需要了解物体时，不持杖的手不能用手去乱摸，以防危险。

5. 两点式触地行走

(1) 训练方法

①盲杖的握法 (图 10-15)

用握手的方法握住杖柄，大拇指在盲

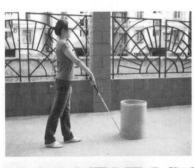
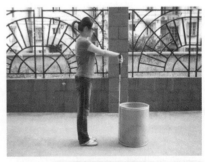
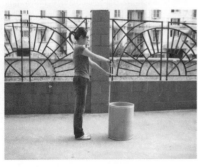
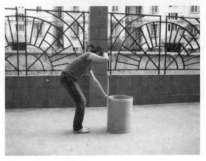

图 10-14 探索障碍物训练示意图

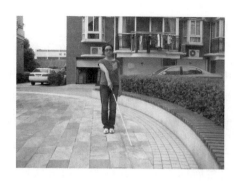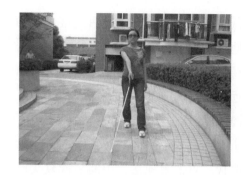

图 10-15　两点式触地训练示意图

杖的上端,食指自然贴于盲杖扁平一侧,指尖指向杖尖,中指托住杖柄与拇指、食指紧握杖柄,无名指与小指起辅助作用,虎口向前。

②手腕的动作

以手腕关节部位为支点,很自然地象鱼尾巴摆动手及盲杖,避免手腕僵直而使盲杖滚摇、由左(右)侧转至右(左)侧的错误,正确的应使手腕左右弯曲摆动,手臂保持相对静止。

③手臂的位置

手臂自然前伸,手的正确位置应保持在身体中心线附近前 20 厘米左右,盲杖应尽可能在身体中心线延伸位置自然伸出。

④盲杖弧状摆动

盲杖依赖于手腕运动左右振摆。盲杖的杖尖在地面的左右两侧击地,左右两侧击地点的距离稍宽于盲人肩宽约 5 厘米。杖尖的摆动轨迹如弧状。杖尖在移动过程中略高于地面,弧顶高度大约离地 2~5 厘米。

⑤步伐

所谓步伐是指配合盲杖的运动迈步的节奏。当右足前进(踏出)时,盲杖同时摆移至左侧地面上轻叩。当左足前进(踏出)时,盲杖同时摆移至右侧地面上轻叩。

⑥节奏

手脚协调性要好,手左右摆动快则步频就快,手的摆动慢则步频就慢,手脚同步。

(2)训练注意事项

①练习直线行走中的两点触地技术,出右脚点左边,出左脚点右边,请明眼人帮助时刻检查并提醒自己盲杖处在中心线位置,手腕略高,点触到肩的两侧,不能同手同脚。

②手腕略微上抬,以防盲杖遇到障碍物时突然停止而戳伤腹部。

6. 三点式触地行走

(1)训练方法

①三点点触技能是两点触地技能的发展,主要用于路面比较复杂的地区及有明显边缘线的地区的行走。

②手部的动作和身体的姿势同两点式触地技巧,不同的是该技巧中盲杖杖尖先后探索三个不同的点:路面、路面、某边缘线(墙、路沿等),再路面、路面、某边缘线

(墙、低矮灌木等)。其中,前两次敲击同两点触地技巧,击地点略宽于肩,第三次敲击需用杖尖轻敲边缘线,此时杖尖可能超出肩稍远。不强调节奏,只要走协调就行。

(2)训练注意事项

①注意不要以路面、边缘线的两点触地法取代三点式触地法,中间一次杖尖触地主要目的是发现盲人欲走路面是否有障碍物。

②注意肩部不要扭曲,以免行走中偏向。

7. 持杖上下台阶/楼梯

上楼(图10-16):盲人走到楼梯正前面停下,用盲杖探索台阶最底层的台阶壁(初始阶),脚尖接触台阶且与之垂直,用盲杖探索台阶的高度、宽度、深度及是否有扶手。若有扶手,人靠扶手一侧,持杖手伸直,用直握法握杖,使盲杖与地面垂直,上楼过程中盲杖始终与上一层台阶的边缘接触,叩响上一层台阶,用正常上楼方法上楼,当盲杖接触不到上层边缘线时,表明台阶已

走完了。

下楼(图10-17):盲人在下楼时,首先用盲杖探索台阶最上一层的边缘,用前脚掌感觉台阶的前沿,用盲杖测量台阶的高度、宽度、深度及是否有扶手,然后用斜持法或敲击法下楼,使杖尖始终保持在下一层台阶的上方一点点处,当盲杖杖尖角及地面时,使盲人知道台阶下完了。

三、导盲犬介绍

(一)导盲犬是一种职业工作犬

它不是一般的宠物犬、家犬,而是通过人工驯养能忠诚的为盲人服务、引导盲人安全行走、乘车和参与社会的工作犬(图10-18)。

导盲犬是发达国家改善残疾人生活质量的主要手段之一。同时,导盲犬事业的发展也反映出一个国家的社会文明程度、公益、福利事业的发展以及社会对弱势群体的关注程度。

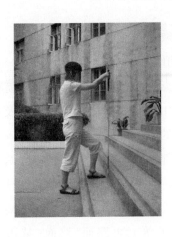

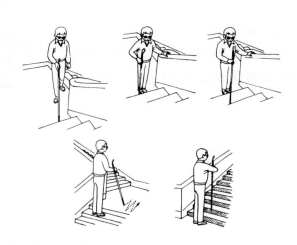

图10-16　上楼示意图

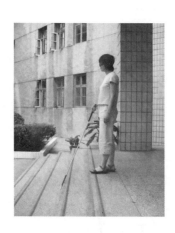

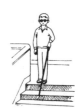
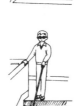
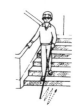

图 10-17　下楼示意图

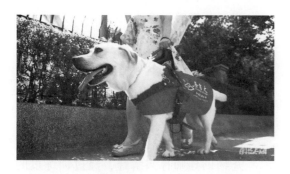

图 10-18　导盲犬

（二）导盲犬的历史与现状

1.导盲犬至今有两千余年,耶稣基督教时代,在意大利壁画上出现,一只犬正牵引一位衣衫褴褛的乞丐行走,这大概就是导盲犬的雏形。

2. 直到 1916 年德国首次出现导盲犬训练学校,自此世界各国相继成立。

3.纵观全球已有 80 多个国家设有 110 个导盲犬培训机构,约有 3 万多只导盲犬在为视障人士服务。

（三）我国导盲犬也正在从无到有的艰难发展过程

1.台湾 1993 年成立中国第一家导盲犬训练基地。当时有 10 只犬在服役,现在已扩展至 27 只。2006 年台中市第一支导盲(呜啦啦)及使用者许弼盛,在副市长肖家旗的授证下,举行了毕业典礼,将可以成为专业的导盲犬(图 10-19)。

2.2005 年, 经中残联授权,"中国导盲

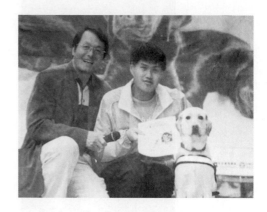

图 10-19　左——盲人市长肖家旗,中——盲人患者许弼盛,右——导盲犬呜啦啦

犬大连培训基地"在大连医科大学正式挂牌，为我国导盲犬训养事业迈出了可喜的一步。

一位专门从事动物行为学的王靖宇教授在观看2004年雅典残奥会时，在电视上看到许多国外运动员使用导盲犬受到启发、感悟、感慨，于是王教授开始艰难的创业。到2007年培养出了我国第一代导盲犬，选出4只精英送到北京残奥会为残奥会传递火炬服务。在2008年9月6日晚残奥会开幕会现场上，出现在中国代表团队里的特殊"队员"——一只穿着红背心的导盲犬Star，一亮相顿时引起现场上数万观众欢呼呐喊响彻云霄。但我们的Star训练有素，从未乱了阵脚，始终忠实地履行着自己的职责(图10-20)。

3.释出"制度善意——解禁导盲犬乘车"

(1)放宽导盲犬的服务范围

目前，国家和北京市相关规定，导盲犬在符合相关条件下，可陪伴视障人士乘火车，地铁交通工具出行。据报道：今年五月一日北京地铁5号线对导盲犬乘车"解禁"放行。首位视障人士(钢琴调律师)陈燕带着她的导盲犬"珍妮"正式体验"新政"。在工作人员的带领下，从"绿色通道"进入站台，顺利地找到视障人士的专用车厢，随后换乘地铁2号线抵达火车站，这一过程中曾引起少数乘客关注，他们大多数人对此行为表示理解、宽容(图10-21)。但少数人感到好奇、围观，甚至上前抚摸，企图喂食，逗狗等，这些动作是不允许的，相关部门已出台规章制度警示众人

在同一天里记者李安在郑州火车站拍下携带导盲犬的视残旅客，在工作人员的帮助下进站乘车(图10-22)。

(2)有些乘客担心的问题

①导盲犬是否会伤及乘客

宠物训导师孙兴解释，经过训练过的导盲犬是不具攻击性，可适应各种复杂环

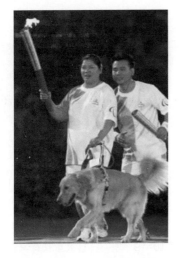 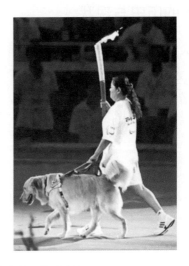

图10-20　导盲犬带着盲人传递火炬

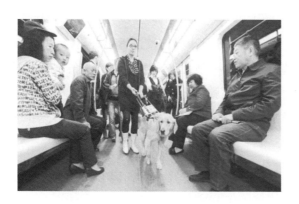

图 10-21　盲人带导盲犬乘坐地铁

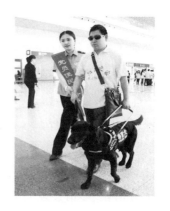

图 10-22　携带导盲犬进站

境，还经常把自己置于危险而把安全留给盲人。

②为防止引起过敏人群感染，建议给导盲犬戴口罩乘车

笔者认为导盲犬和人一样，即使有过敏体质或症状也不一定会传染给人，但戴口罩应该是"不应该"之举。虽说导盲犬的工作是依靠眼睛、但不能忽视其他的感觉器官：嗅觉、味觉、听觉、触觉联合，联合起共同工作的性质。再说戴口罩也无法散热会导致导盲犬其他危险发生。

(3)普及导盲犬任重而道远

在先进的发达国家，导盲犬的应用是司空见惯的事情，但是在中国目前不普及，甚至稀少，导致公众对其认知度低，存在多方面困难。

①能允许导盲犬陪伴残障人士乘坐轨道交通，但公交车及出租车并无相关规定出台，常被拒载，这意味着地铁不能到的地方给盲人出行无疑增加了困难等，很难做到普及。

②培训导盲犬价格昂贵，成功率不高，

中国参照国际惯例对残障人士免费提供导盲犬很难做到普及。然而我国有一千万的残障人士相比，目前服役的导盲犬不足百只。而且，培训成本昂贵，据介绍仅一只导盲犬每年委托费十万元以上，培训时间约 1~2 年，而且资金缺口等诸多问题毋庸置疑。

(4)导盲犬乘车的注意事项

按照驯养规定，导盲犬乘坐交通工具等"工作状态"时需要拉上拉链，配上导盲鞍，使用者最好在 16 岁以上，持有公安、残联、或训导基地颁发的有效证件等。

(四)导盲犬是盲人行走的忠诚朋友

台湾第一位导盲犬的主人柯明期先生(台湾盲人重建学院教务主任)说："牵着导盲犬走路，几乎是毫无心理负担的跟着他走，即安全、快捷、灵巧，这是拿手杖做不到的，真是人物一体，导盲犬是我的生命和灵魂……"

的确视障人士使用盲杖外出探路，总有些精神紧张、行走缓慢、感到孤独，而导

盲犬结伴而行，可以快速、安全避开障碍物，导盲犬成了视残者独行的"领路人"。

英国内政大臣、盲人戴维·布伦基特是一只当今世界上级别最高、特权最大的黑色拉布多导盲犬"露茜"的主人。它经常跟着主人进出英国下院，这在英国无人不知、无人不晓。而戴维·布伦基特把它当作自己的眼睛，十分信赖、珍惜，"爱犬如命"。在美国"9，11"恐怖袭击后，一只导盲犬毫不畏惧的将自己的主人（盲人）从战火纷飞中导引出即将倒塌、爆炸的世贸大厦，安全带回家，引起全世界关注。又如日本电影"导盲犬小Q"曾赚下上亿亚洲人的眼泪，给中国观众诸多清新与感动。

人犬情谊深深

这是一个真实故事的报道：狗的主人是一个孤独的老人，因病住院，这条狗是老人忠实的探望者。每天风雨无阻，白天在医院陪伴老人，晚上回家看自家的房子。在老人去世后，它继续往返于家与医院之间，感动了护士们，告诉了记者。记者报道后，有一户人家欣然收养了这条狗，它被带回了家，可第二天凌晨狗又回到了老人住的医院，晚上又回到了老人的家。这正是人犬情谊深深，感动读者深深。

(五)导盲犬的装具与归宿

导盲犬是专门的驯养中心进行社会化训练，佩戴一副将脖、胸、背连在仪器的控制羁套(导盲鞍)主人拉着配有控制牵手的"缰绳"，随时"指挥"导盲犬的动向。

导盲犬的寿命是14~16岁，从3岁开始集中训练后开始服役，工作8~10年后进入老年，约10~12岁"退休"，退休后可以回到训练中心或人家领养，安度晚年。

总之，虽然当今电子事业飞速发展，但是各种迹象表明，导盲犬也不会成为历史"文物"。因为它是有血有肉有感情的生灵，永远是盲人忠诚的朋友。

第 11 章

高科技对盲人定向行走的意义

随着电子事业的飞速发展，科学工作者研制了多种先进的盲人行走辅助器具，如电子导盲器能帮助盲人避开障碍物和辨别方向。

其特点是定向发射某种形式能量的波，并以接收障碍物反射回波的形式来定位，与雷达探测飞机、声呐探测潜艇的原理相同。最终将环境障碍信息以某种视觉方式提供给盲人。

一、激光导盲系统

激光导盲系统是利用光反射以判断一些室内区域内的障碍物，使用者行动比较方便。

(一)激光手杖

1.特点

低功率 6 瓦 GaAs，红外线，持续 200 毫秒，频率为 40 次/秒，硅光电二极管做接收器

2.共有三束激光束辐射

第一束：前 1.5 英尺，同人头高——高音调。

第二束：前 2 英尺，10 英尺空间——中音调。

第三束：前 3 英尺，可监视地面 6 英尺的空间。

坑洼、凹凸不平、断裂、上下台阶——低音调。

声音与距离成反比。

(二)物体探测仪

由光发射二极管(发射筒) 脉冲红外线遇到障碍物

返回接收器，经检测放大声响 ← 部分 ← 产生散乱反射

塑料管

耳郭(产生吵闹音频) → 提供对面障碍的警戒

二、超声波导盲系统

超声波导盲系统是依靠听觉，根据超声波发射回波转折或音响反应来决定障碍物的有无，方向及距离等，辅助盲人行动。

(一)声呐眼镜

结构包括一副特殊的眼镜架，内装发射脉冲/接收回声的换能器。有效范围 6 米远，60°圆锥发射，有双耳道耳机立体声效

果(声与距离成正比)。

(二)盲人眼镜

盲人眼镜是根据蝙蝠在夜间能自在飞行而不撞击周围障碍物的特性研制的。蝙蝠的视力近乎失明，但在黑夜里仍能正常飞行。在飞行时能发出一种超声波,同时又能接收其碰到障碍物时返回的声波，以此辨别周围的物体(图 11-1)。

(三)感应发生器

是用一条带子把超声发射器垂在胸前,带子上有回声接收器,有效距离 2 米,越近回声调越高(亦有手电筒式)。

(四)超声导音器

由换能器(探头,发出超声波 340 米/秒)及信息处理器(电子盒,经过障碍物形成回波)和输出器(接到耳机)组成。

(五)声音导盲装置

是一种全球卫星定位系统，定位数字

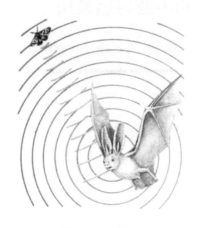

图 11-1   蝙蝠

传到头盔上的照相传感器上，经处理发出"嘟嘟"声,既能确定盲人的位置、去向。

(六)声呐导盲杖

运用高科技研制而成。杖长 140~160cm,圆形直径 3cm,下端接触地面有微波(声呐)发送/接收器,中段是微波电脑,上端是热敏装置，启动工作时可不断自动发送/接收来自 30~50 米距离的障碍信号按钮跳动将信号反馈到手柄上盲人根据信号大小/强弱采取应急措施。

(七)光学雷达系统—可帮盲人绕过障碍物

光学雷达系统是一种新设备，由计算机、2 个照相机和 1 个扫描光源组成。当其探知障碍物存在时，会发出声音来警告盲人进行避让或改道绕行。该系统通过测量障碍物在两个照相机之间形成的夹角计算物体离使用者的距离。原理接近于人眼对距离的感知方法。该系统甚至能够感觉到出现在头顶上的障碍物。

目前(2010 年)全球视障者约 2.85 亿,其中盲人(视力在 0.05 以下)约 3900 万,这些人外出行走多用盲杖(手杖),极少数用上导盲犬。但这些导盲工具都有缺点,如导盲犬的需各种训练,耗时,且价格昂贵。手杖虽简捷,廉价,但不能随时发现地面上的障碍物。这项新设备的发明,其优点在于方便,而且使用者的双手能被解放出来（来自英国 Nedical News Today 网站 2010 年 6 月 6 日报道:新设备帮助盲人绕过障碍物）。

(八)仿生学的应用

1. 人工耳蜗植入术

人工耳蜗移植术和"仿生学"耳朵将22 个电极植入耳蜗,简单讲话的语音被处理成 22 种音调,输送到耳蜗中。例如有一90 岁听障患者,他已成功植入人工耳蜗 15年(图 11-2)。成功的听力恢复终身受益,在幼儿身上也可以实现。仿生耳的成功带来了仿生眼的发展。

2. 探索创新—仿生眼

(1)Argus II 仿生眼 – USA

仿生眼是人类创新的奇迹,但高昂的成本限制了其全球发展的潜力(图 11-3)。

(2)仿生眼—高敏锐度阵列

这个仿生眼主要针对视网膜色素变性(retinitis pigmentosa RP)这种视路完好的疾病,但对视神经萎缩或其他神经病变可能没有作用(图 11-4)。

(3)仿生"眼"—皮层植入

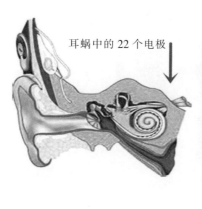
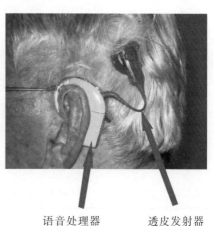

耳蜗中的 22 个电极

语音处理器　　透皮发射器

图 11-2　人工耳蜗植入

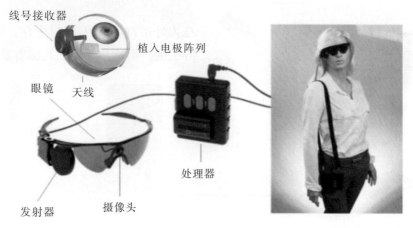

线号接收器

植入电极阵列

眼镜　天线

处理器

发射器　摄像头

图 11-3　Argus II 仿生眼

① 皮层植入

这是一个皮层植入的仿生"眼",通过一个装载在眼镜上的摄像头绕过病人自己的眼睛,摄像头的图像通过无线传输到装置在视皮层的一个电极片,刺激产生视觉(图11-5)。

② 皮层植入的电极片

这是装置在枕叶皮质区表面的原型电极片。左图是43个感觉电极+地面电压和控制电极;右图是原型针用钝性电极替代(图11-6)。

③ 测试皮层电极片(图11-7)

电极贴片通过了电气可靠性、生物相容性、防护涂料的耐腐性测试,以及神经物理学一致性测试,以正确反映真实的空间。

仿生眼和皮层植入物是外源侵入性设

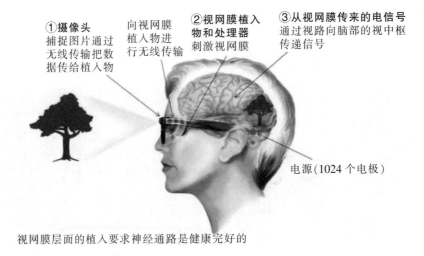

① 摄像头
捕捉图片通过无线传输把数据传给植入物

向视网膜植入物进行无线传输

② 视网膜植入物和处理器
刺激视网膜

③ 从视网膜传来的电信号
通过视路向脑部的视中枢传递信号

电源(1024个电极)

视网膜层面的植入要求神经通路是健康完好的

图11-4 高敏锐度阵列

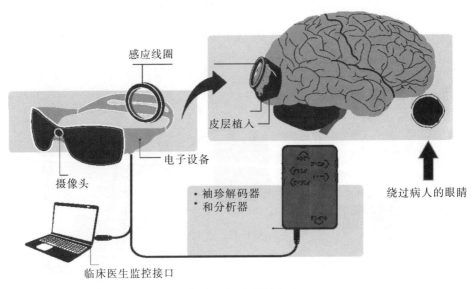

感应线圈

皮层植入

电子设备

摄像头

• 袖珍解码器
• 和分析器

绕过病人的眼睛

临床医生监控接口

图11-5 皮层植入

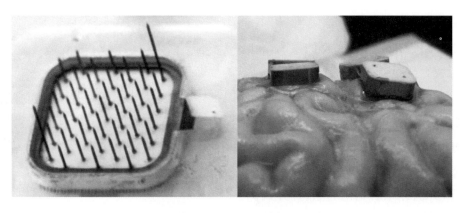

图 11-6　植入电极片

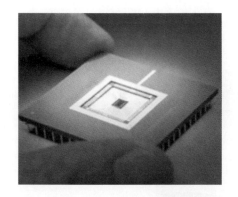

图 11-7　测试皮层电极片

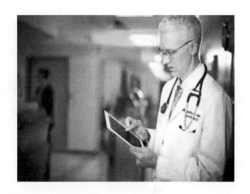

图 11-8　进行数据分析

备,其长期的效益还没有证明。他们造价高昂,寿命有限,而且效益也有限,但随着技术的发展会变得更完善。

(九)未来——是信息时代

1. 利用超级计算机进行大数据文件分析(图 11-8)

(1)医疗记录和图像的电子化记录和访问:平板电脑和手持智能手机足够轻便,是检索和访问医疗记录的关键终端。

(2) 利用算法进行诊断和医疗管理(从下往上的方法):合适的算法将帮助我们解决诊断和管理方面的问题。

(3)基因测序和疾病预测:对复杂的遗传编码的分析只能通过电脑完成。

(4)从人群层面进行疾病的预防:通过电脑分析可以推演预防策略。

2. 智能手表

拥有很多手机的特性,但可能不能完全替代功能丰富的手持式智能手机 (图 11-9)。

3. 非植入系统

(1)OrCam-计算机智能识别对象、面

容和印刷品

OrCam 是近来最让人兴奋的发明。作为一个为视力严重受损的人士提供的个人系统,可以利用计算机识别对象、面容和印刷品,这是一个"体外"的系统(图 11-10)。

(2)OrCam——工作原理

通过听觉和有限的视觉将对象识别和语音进行匹配,穿戴者指向对象,计算机识别其存储图像并说它的名字。随着软件的升级,它将可能产生巨大的帮助(图 11-11)。

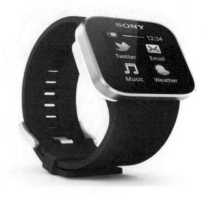

图 11-9   智能手表

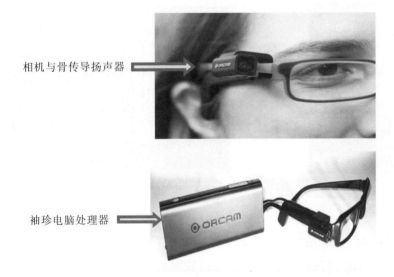

相机与骨传导扬声器

袖珍电脑处理器

图 11-10   体外系统

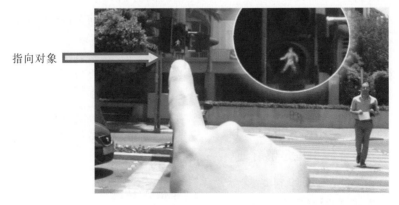

指向对象

图 11-11   计算机通过与已储存的图像进行匹配,输出语音"绿灯"
引自澳大利亚东墨尔本视光低视力中心 Alan W Johnston 资料(见彩图)

三、盲用定向器具

(一)点字形盲用器具

是一种点字形罗盘（呈圆形钟表状），可随时为盲人指示方向。

(二)声讯器(语音寻物器)

是针对视障人群信息无障碍要求而设计的,包括 1 个呼叫器(发射器)和 9 个标签(接收器)。使用者可对呼叫器端设置不同物品的录音,通过标签端发出录音。配对完成后,将呼叫器挂在脖子上,同时将标签夹/挂在所需要识别的物体上,按下呼叫器对应的数字键就可根据录入的语音指令信息找到该物体。接收距离在 15 米范围内,可解决视残患者对药物、钥匙、衣物等的识别要求(图 11-12)。

(三)触感式探测器

是一种可将外界声音信号转换成声音频率、节奏、强度、持续时间等一连串不同变化的电子装置，是为盲聋哑双重残疾人士设计的。

(四)tormes 视障卫星定位仪

由点字键盘、语音合成和全球卫星定位接收器组成,与全天候服务的无线网络相连,能让视残人士了解自己所处的位置。

(五)GPS 盲用定位系统

目前应用美国全球定位系统(global positioning system,GPS)(图 11-13)来确定物体(目标)移动的速度及实时探测并播出所处的位置、地名、车载、路线等。并可 PC 导向标准、设置日程安排和记事等。

中国北斗星导航系统(BPS)、欧洲伽利

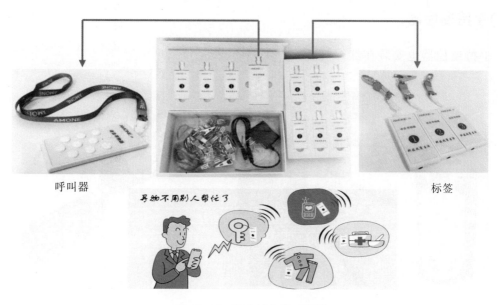

呼叫器　　　　　　　　　　　　　　　　　　　　　标签

图 11-12　语音寻物器示意图

略(Galilean)卫星导航系统(GNS)以及俄罗斯全球导航卫星系统(GLONASS)。人在地球上任意一点，都可以采集导航系统测定的具体位置坐标，并使其显示在导航仪或手机的屏幕上。

四、过街马路及公交车上的导盲系统

(一)电子信标(音响指示器)

这一类导盲系统能在较大范围内引导盲人行动,主要有过街人行道上的导盲装置。

这种音响指示器是伴随着红绿信号灯的变换而发生不同的音调, 视残者听声调便知可不可以穿过马路。如红灯亮时指示器不断发出节奏缓慢的"沙-沙-沙"的响声,告诉人们安心等待;绿灯亮时发出节奏急促的"沙-沙-沙"的响声,提示人们赶快穿过马路(不适合听力障碍者)。

(二)手持遥控器

手持遥控器也安装在红绿灯杆上,但它本身不发声, 只能向持者者发出红灯还是绿灯音乐信号,未提示可不可以横穿马路(注意要打开其开关)。

(三)公交车用导音系统

1、台湾研制将该系统分别装在市内公交车上的无线台发射器和视残者随身携带的接收器两部分。

未戴发射器不断发射预先设定好的公交车信号,携带接收器的视残者可以随时听取公交车往来的信息, 随时获得某个线路公交车走到哪里, 何时可能到达某站的信息。

2、我国交通部整体规划配合公交定位系统

在各站牌设置固定式接收器,来接收公交车的各个线路,亦可在站牌上设置灯光标志及振动音响。当某公交车抵达前一站时,该站牌即显示讯号或音响,预先告知乘客即将到达该站。

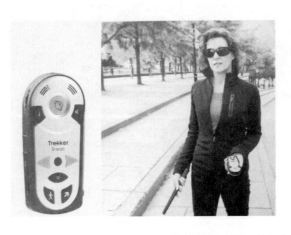
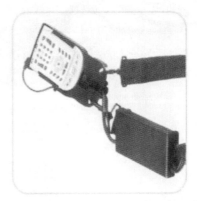

图 11-13　GPS盲用定位系统

请阅三知录"意志力有多牛"的故事

三知录之一：
用"心、脑"绘画的故事——记盲人画家的奇迹

51 岁的土耳其画家阿玛干（见图一）是个天生的盲人。由于患先天性视力发育不全，曾多次诊查包括对他的大脑检测证实他对光线没有一定反应（在眼科临床，记录其双眼视力是无光感即黑矇——笔者注）。所以他根本无法用眼睛视物，这一点是确定无疑的。

阿玛干的家乡是伊斯坦布尔的一个贫困地区，他和邻家的孩子一样，没有受教育的机会（更谈不上受特殊教育——笔者）。由于视力缺陷，从小缺少玩伴，为了打发时间便喜欢上了绘画。开始时，他只是在泥地上写写画画，6 岁时用铅笔和纸，18 岁时正式学习用纸作画，后来逐步用油彩在画布上作画。他虽然从没有见到过任何东西，但在他的笔下，山峦、河流、人的面孔和美丽蝴蝶跃然出现。同时他的画有色彩有阴影，甚至还掌握了绘画中的透视技能技巧，简直令人惊叹不已！

对正常人来说，用眼睛视物是轻而易举之事，但对一个盲人来说却是一件难以想象的事情，特别是他的画与现实的相似程度更令人折服。他现已经在土耳其出了名，并已带着画板游历了捷克、中国、荷兰……他的这种神奇的感知世界的方式引起了科学家们极大的兴趣和关注。

多伦多大学的心理学家约翰·凯尼迪曾对他进行了一系列测试。

1. 开始让阿玛干触摸一些固体的物体，然后将一个立方体、一个锥体和一个球体排成一排，让他画出来，最后让他拿立方体从不同的角度"观察"——想象中的观察，画出立方体的三种形态。只见他在众人瞩目之下，脸上充满了自信的微笑，从容地将立方体向左转，再向左转……利用透视原理的画法，竟能很好的画出了这个立方体的三点透视图。这对于一个正常的人来说也是有一定难度的，但是阿玛干画出来了，这表明在他的大脑想象中，已经很好地掌握了水平线和垂直线的交叉技巧。

2. 科学家又继续让阿玛干画出难度越来越大的画来，如画一条向前延伸的路，路的两边还要画上电线杆和路灯。对这个没受过任何正规教育，又没有专门老师指导的阿玛干来说，他只是偶尔从家人、朋友那

里获得一些支离破碎的有关知识，那么画在纸上是什么样子呢？

原来他还要一套"作图工具"，即所谓的特殊涂胶片，在画有线条的地方纸会微微皱起，他一边画一边用自己手指尖去感知，逐步画出道路和电线杆。他一只手握住笔在画，另一只手则在后面"跟踪"感知，就好像是他的"代用"双眼。随着景物在画纸上铺展开来的同时，他一直在用他的手指和他的心、脑在"观察"，几分钟后，就按要求画好了，使科学家们感到非常惊奇。

当阿玛干作画时，研究人员对他进行大脑扫描，探讨了关于神经系统可塑性的奥秘。证据表明，当失去视力的时候，大脑的视觉中枢事实上并没有闲置。如果能熟练地使用布莱叶盲文[注]的盲人，当他用手指触摸阅读时，也在开发利用大脑这一部分功能。即盲人在进行口头记忆的活动时，大脑这部分同样被激活，而激活的程度和正常人在视物时几乎一样，所以科学家们推测，在某种程度上讲"废置不用"的视觉中枢如何进行新的配置以执行某种新的功能，应取决于心、大脑的需要。我们感知到外部世界的信息中，对于正常视力来说，有85%以上是通过眼睛获得的，对于盲人来说是通过触觉（手指）、心、脑的活动而获取的。阿玛干就是这方面的典范。由于他对空间感知有着离奇的掌握能力，所以他几乎很少迷路。例如他偶然进到一个房间，就能很快的画出房间的平面图，且经过 9 年之后，仍记忆犹新……

后来这位心理学家凯尼迪又花了数年时间，专门研究盲人如何观察和理解世界。他发现，生来失明的人，在绘画时，是通过触摸来理解三维物体，并能勾画出来。对于盲童来说，他们的绘画能力、技巧及对透视法的掌握与正常的儿童也是很相似的。唯一不同的是正常儿童是用眼睛看来获得信息的，而盲童是通过触摸而感知到的。无论是用眼睛还是用触摸，他们发现（感知）的确是同一个外部世界，使我们深刻感悟到盲人画家的奇迹，的确是动员了心、脑、手（触摸）一起工作的，激励和发挥了人类精神的力量。

注：布莱叶盲文

路易斯·布莱叶，1809 年出生于法国，

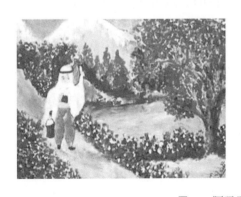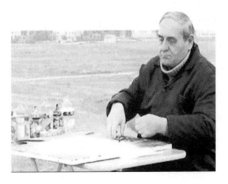

图一   阿玛干和他的画

年幼时因父亲车间里发生的一场事故而致盲。对知识的渴望和对阅读的热爱使他下决心创造一种能够加工成书的、低成本的、有效的阅读系统。他发明的布莱叶盲文阅读方法用六个凸出的点组成不同的结构代表不同的字母。由于布莱叶的贡献,今天布莱叶阅读者的阅读速度能够达到 400 字每分钟,堪与大多数明眼人相媲美。

三知录之二:
用耳朵"看"的故事——将回声定位术应用于盲人的实际生活中

15 岁的武德是某所中学的学生。一天他在操场上和同学们聊天,突然,一个男生迎面朝他的脸上挥了一拳,想博得周围人一乐。虽然他脸上未被打破,但在众目睽睽之下武德是那样没面子,觉得受到了羞辱,他非常气愤,心想绝不允许让这个挑衅者就这么堂而皇之的逃掉。于是他愤怒的超袭击者的方向追去,边追边不断发出声响——一定抓住他……

武德对他一顿猛拳,打的对方连声讨饶。这种情景不过是学校操场上司空见惯的课间小插曲而已,但不同的是武德是个盲人,所以那个男生才自信的以为自己可以避开他的还击。这事情也不是第一次发生了,有的同学以为武德的眼睛看不见就捉弄他,但武德有种特异功能,他能借助自己所发出声响的回声来感知周围的墙壁和其他的障碍物,这种极度敏感的听觉使他

克服了视觉的缺陷,令人惊异的自如行动——踢足球、滑旱冰破速度记录。总之,武德的生活和同龄男生没什么不同。他总是说:"我不是盲人,我只不过是看不见而已。"

武德对我们正常人看到的世界基本没有视觉记忆,有的只是零星点滴的虚无缥缈的印象、模糊的草地天空……因为在武德 3 岁时罹患了视网膜母细胞瘤[注],从此丧失了视力。他的目前阿昆却从未对武德区别对待,在家里和姐姐弟弟一样帮忙做家务,和别的孩子上一样的学校。渐渐的,武德学会了没有眼睛也照样能过正常的生活。姐姐帮他通过触摸来猜测衣服的外观,弟弟随时为他描述周围发生的一切。就这样,没有导盲棍/盲杖,也没有导盲犬,就靠着耳朵,武德尽力想象,揣摩出周围的环境。

就这样不断地学习、实践、尝试过程中,武德意识到通过听脚步声或他自己所发出声音的回声,就能估计房间的大小,探知周围的物体,这是怎么回事呢?原来,声音以声波的形式在空气中传播,就如同水里的波纹一样,达到障碍物时就会发生发射,发射波面回到人耳时听到的声音就是回声。科学家们称这种方式为回声定位,又称"回声定位仪"。回声定位仪以及一些动物比如蝙蝠和海豚,就是利用这一原理来探测障碍物的。

经过长期的自我训练,在不断地学习和尝试过程,武德的听觉越来越灵敏了。他在 6 岁时自己就发现对某种声音的回声能听到尤其清楚,那就是通过弹自己的舌头

发出的"嗒嗒"声,类似马奔跑时发出的声音。从此,这种声音伴随着他的脚步,形影不离。因为这种"嗒嗒"声十分短促,回声听的特别清楚。在房间里,只需几声"嗒嗒",他就知道房门是开着还是关着。若在一个封闭的空间里,声波从四面八方反射到武德的耳朵里。如果门是开着的,有一部分声波便从开口处逃走了,那么整个空间的声音环境也随之改变了,武德就能轻易听出这种变化。

武德如此神奇的天赋,这不是他有什么特异超常的功能,仅仅是他的听觉得到了超强的训练,再加上武德的坚强性格和过人的毅力,以及想要过正常人生活的渴望促使他练就了超凡的听力,并能在操场上尽情的踢足球、滑旱冰,赢得广大师生们的尊重。从此,无论在家,在马路上,还是在学校任何地方,他都能自如行走,就像自己拥有一双"明亮"的眼睛一样。

"人回声定位术"有望应用于盲人的实际生活中。

教会盲人靠听辨回声来感知物体形状、空间大小、房门是开是关,这是用耳朵"看"世界的一种有用的方式之一,见图二。

关于用耳朵"看"世界是受蝙蝠等动物借回声在黑暗中觅食的启发而研制回声定位技术。因为蝙蝠既能发出超声波,又能听到超声波。它们先向周围环境发出超声波,当这些超声波碰到物体反弹又被它们听到。通过"测量"声波返回的时间,蝙蝠就能确定物体与自己之间的距离,进而在漆黑的洞穴中能自如穿梭猎取食物。从中获得启发的"回声定位术"得到了专家们的肯定,支持这一理论的人把这称为"人回声定位术"。他们说,盲人借助手杖仅能探知路面上的障碍物,而人回声定位术却能使盲人360°"看到"周围环境。

经过培训后,使盲人能够利用听力解读回声的音质而在脑中形成一系列较为详细的形象,进而区分人、数、建筑物等。如由左耳先听到还是右耳先听到来判断物的方位,由回声强度来判断物体大小和密度,由回声音调高低来判断前进方向/静止或开着的车辆,如果物体背向盲人运动时,回声音调是低的。

回声定位原理:①回声定位者利用舌

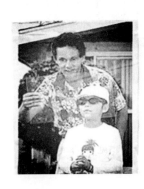

图二   盲童学习"人回声定位术"

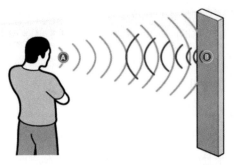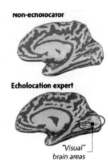

图三   回声定位原理示意图

头和口腔发出有节律的声音；②声波反射，熟练的回声定位者能够根据回声发现周围的物体；③核磁共振成像显示，参与者听到声音回放时，处理视觉信息的脑区被激活，见图三。

这种方法正在英国格拉斯哥试行，让前来参与的受试者反复训练如何制造声音和解读回声，还要学会抗干扰，即使在喧闹市区、地铁、商场中也能运用"人回声定位术"来确定对周围环境的较详细印象。经训练后，有些盲人说，他们已经靠听辨回声能确定周围约30米内物体的高度、密度和形状。也有说，学得"人回声定位术"后不仅能在公共道路上骑自行车，还能仅凭听声区分树上果实的种类。

这位英国格拉斯哥眼科专家戈登·达顿教授希望全英盲人都能学习这种方法。我们（笔者）期望将"人回声定位术"的理论方法应用于全球的盲人实际生活中。

注：视网膜母细胞瘤

视网膜母细胞瘤（图四）在婴幼儿眼病中，是性质最严重、危害性最大的一种恶性肿瘤，发生于视网膜核层，具有家族遗传倾向，多发生于5岁以下，可单眼、双眼先后或同时罹患，本病易发生颅内及远处转移，常危及患儿生命，因此早期发现、早期诊断及早期治疗是提高治愈率、降低死亡率的关键。

根据肿瘤的表现和发展过程一般可分四期：眼内生长期、青光眼期、眼外期、全身转移期，见组图四。视网膜母细胞瘤发展到三、四期后一般是容易诊断的，但在一、二期时就比较困难，这个时期在它的晶状体后瞳孔区内可出现白色反光或黄白色组织块叫白瞳症，事实上出现白瞳症的情况很多，在鉴别诊断中应该注意与视网膜发育异常、晶体后纤维增生、转移性眼内炎、渗出性视网膜炎（Coats病）等的鉴别。

手术疗法仍是目前较好的治疗方法。如是单眼，肿瘤尚局限于眼球内时，要早期行眼球摘除术。手术时切断的视神经不能短于1厘米。术后病理检查，如发现肿瘤已侵及视神经残端者，应进行放疗，如眶内容亦受侵还应进行眶内容剜除术，术后放疗

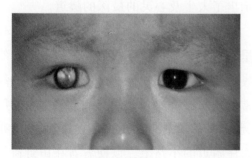
右眼眼内期

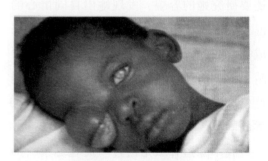
右眼眼外期，左眼眼内期

图四

加化疗。其他有放射疗法、冷冻疗法、化学疗法、光凝疗法、光动力疗法、免疫疗法等。

三知录之三：
海伦·凯勒的励志故事催人奋进，请读《假如给我三天光明》

假如给我三天光明

[美]Helen Keller 李汉昭译

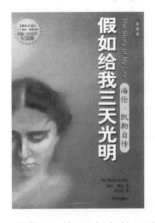

第一天

第一天，我要看人，他们的善良、温厚与友谊使我的生活值得一过。首先，我希望长久地凝视我亲爱的老师，安妮·莎莉文·梅西太太的面庞，当我还是个孩子的时候，她就来到了我面前，为我打开了外面的世界。我将不仅要看到她面庞的轮廓，以便我能够将它珍藏在我的记忆中，而且还要研究她的容貌，发现她出自同情心的温柔和耐心的生动迹象，她正是以此来完成教育我的艰巨任务的。我希望从她的眼睛里看到能使她在困难面前站得稳的坚强性格，并且看到她那向我流露的、对于全人类的同情。

我不知道什么是透过"灵魂之窗"，即从眼睛看到朋友的内心。我只能用手指间来"看"一个脸的轮廓。我能够发觉欢笑、悲哀和其他许多明显的情感。我是从感觉朋友的脸来认识他们的。但是，我不能够靠触摸来真正描绘他们的个性。

第一天，将会使忙碌的一天。我将把我所有亲爱的朋友都叫来，长久地望着他们的脸，把他们内在美的外部迹象铭刻在我的心中。我也将会把目光停留在一个婴儿的脸上，以便能够捕捉到生活冲击所致的个人一时尚未建立之前的那种渴望、天真无邪的美。

我还将看看我的小狗们忠实信赖的眼睛——庄重、宁静的小司格梯、达吉，还有健壮而又懂事的大德恩，以及黑尔格，它们的热情、幼稚而顽皮的友谊，使我获得了很大的安慰。

在忙碌的第一天，我还将观察一下我的房间里简单的小东西，我要看看我脚下的小地毯的温暖颜色，墙壁上的画，将房子变成一个家的那些亲切的小玩意。我的目光将会崇敬地落在我读过的盲文书籍上，然而那些能看的人们所读的印刷字体的书籍，会使我更加感兴趣。在我一生漫长的黑夜里，我读过的和人们读给我听得那些书，已经成为了一座辉煌的巨大灯塔，为我指示出了人生及心灵的最深的隧道。

在能看见的第一天下午，我将到森林里进行一次远足，让我的眼睛陶醉在自然界的美丽之中，在几小时内，拼命吸取那经常展现在正常视力人面前的光辉灿烂的广阔奇观。自森林郊游返回的途中，我要走在农庄附近的小路上，以便看看在田野耕作的马（也许我只能看到一台拖拉机），看看紧靠着土地过活的悠然自得的人们，我将为光艳动人的落日奇景而祈祷。

当黄昏降临,我将由于凭借人为的光明看见外物而感到喜悦,当大自然宣告黑暗到来时,人类天才地创造了灯光,来延伸他的视力。在第一个有视觉的夜晚,我将睡不着,心中充满对于这一天的回忆。

第二天

有视觉的第二天,我要在黎明起身,去看黑夜变为白昼的动人奇迹。我将怀着敬畏之心,仰望壮丽的曙光全景,在此同时,太阳唤醒了沉睡的大地。

这一天,我将向世界,向过去和现在的世界匆忙瞥一眼。我想看看人类进步的奇观,那变化无穷的万古千年。这么多的年代,怎么能被压缩成一天呢?当然是通过博物馆。我常常参观纽约自然史博物馆,用手摸一摸那里展出的许多展品,但我曾经渴望亲眼看看地球的简史和陈列在那里的地球上的居民——按照自然环境描写的动物和人类,巨大的恐龙和剑齿象的化石,早在人类出现并以他短小的身材和有力的头脑征服动物王国以前,它们就漫游在地球上了;博物馆还逼真地介绍了动物、人类以及劳动工具的发展经过,人类使用这些工具,在这个行星上为自己创造了安全牢固的家;博物馆还介绍了自然史的其他无数方面。

因此,这一天,给我光明的第二天,我将通过艺术来搜寻人类的灵魂。我会看见那些我凭借触摸所知道的东西。更妙的事,整个壮丽的绘画世界将向我打开,从富有宁静的宗教色彩的意大利早期艺术及至带有狂想风格的现代派艺术。我将细心的观

察拉斐尔、达·芬奇、提香、伦勃朗的油画。我要饱览维洛内萨的温暖色彩,研究艾尔.格列科的奥秘,从科罗的绘画中重新观察大自然。啊,你们有眼镜的人们竟能欣赏到历代艺术中这么丰富的意味和美!在我对这个艺术神殿的短暂的游戏中,我一点也不能评论展开在我面前的那个伟大的艺术世界,我将只能得到一个肤浅的印象。艺术家们告诉我,为了达到深刻而真正的艺术鉴赏,一个人必须训练眼睛。一个人必须通过经验学习判断线条、构图、形式和颜色的品质优 。假如我有视觉从事这么使人着迷的研究,该是多么幸福啊!但是,我听说,对于你们有眼镜的许多人,艺术世界仍是个有待进一步探索的世界。

我从见光明的第二晚,我要在剧院或电影院里度过。即使现在我也常常出席剧场的各种各样的演出,但是,剧情必须由一位同伴拼写在我手上。然而,我多么想亲眼看看哈姆雷特的迷人风采,或者穿着伊丽莎白时代鲜艳服饰的生气勃勃的弗尔斯塔夫!我多么像注视哈姆雷特的每一个优雅的动作,注视精神饱满的弗尔斯塔夫的大摇大摆!因为我只能看一场戏,这就使我感到非常为难,因为还有数十幕我想要看的戏剧。

我多少能体会到一点戏剧世界,我永远不会忘记那一瞬间的快乐。但是,我多么渴望观看和倾听戏剧表演进行中的对白和动作的相互作用啊!而你们看得见的人该能从中得到多少快乐啊!如果我能看到仅仅一场戏,我就会知道怎样在心中描绘出我用盲文字母读到或了解到的近百部戏剧

的情节。所以,在我虚构的重见光明的第二晚,我没有睡成,整晚都在欣赏戏剧文学。

第三天

下一天清晨,我将再一次迎接黎明,急于寻找新的喜悦,因为我相信,对于那些真正看得见的人,每天的黎明一定是一个永远重复的新的美景。依据我虚构的奇迹的期限,这将是我有视觉的第三天,也是最后一天。我将没有时间花费在遗憾和热望中,因为有太多的东西要去看。第一天,我奉献给了我有生命和无生命的朋友。第二天,向我显示了人与自然的历史。今天,我将在当前的日常世界中度过,到为生活奔忙的人们经常去的地方去,而哪儿能像纽约一样找得到人们那么多的状况呢?所以城市成了我的目的地。

我从我的家,长岛的佛拉斯特小而安静的郊区出发。这里,环绕着绿色草地、树木和鲜花,有着整洁的小房子,到处是妇女儿童快乐的声音和活动,非常幸福,是城里劳动人民安逸的栖息地。我驱车驶过跨越伊斯特河上的钢制带状桥梁,对人脑的力量和独创性有了一个崭新的印象。忙碌的船只在河中嘎嘎急驶——高速飞驶的小艇,慢悠悠、喷着鼻息的拖船。如果我今后还有看得见的日子,我要用许多时光来眺望这河中令人欢快的景象。我沿着第五大街散布,我漫然四顾,眼光并不投向某一特殊目标,而只看看万花筒般五光十色的景象。我确信那些活动在人群中的妇女的服装色彩一定是一幅绝不会令我厌烦的华丽景色。然而我有视觉的话,我也许会像其他大多数妇女一样——对个别服装的时髦式样感兴趣,而对大量的灿烂色彩不怎么注意。而且,我还确信,我将成为一位习惯难改的橱窗顾客,因为,观赏这些无数精美的陈列品一定是一种眼福。

从第五大街起,我做一番环城游览——到公园大道去,到贫民窟去,到工厂去,到孩子们玩耍的公园去,我还将参观外国人居住区,进行一次不出门的海外旅行。我始终睁大眼睛注视幸福和悲惨的全部景象,以便能够深入调查,进一步了解人们是怎样工作和生活的。

我有视觉的第三天即将结束了。也许有很多重要而严肃的事情,需要我利用这剩下的几个小时去看、去做。但是,我担心在最后一个夜晚,我还会再次跑到剧院去,看一场热闹而有趣的喜剧,好领略一下人类心灵中的谐音。

到了午夜,我摆脱盲人苦境的短暂时刻就要结束了,永久的黑夜将再次向我迫近。在那短短的三天,我自然不能看到我想要看到的一切。只有在黑暗再次向我袭来之时,我才感到我丢下了多少东西没有见到。然而,我的内心充满了甜蜜的回忆,使我很少有时间来懊悔。此后,我摸到每一件物品,我的记忆都将鲜明地反映出那件物品是个什么样子。

我的这一番如何度过重现光明的三天简述,也许与你假设知道自己即将失明而为自己所作的安排不相一致。可是,我相信,假如你真的面临那种厄运,你的目光将会尽量投向以前从未曾见过的事物,并将它们储存在记忆中,为今后漫长的黑夜作用。你将比以往更好地利用自己的眼睛。你所看到的每一件东西，对你都是那么珍贵，你的目光将饱览那出现在你视线之内的每一件物品。然后，你将真正看到，一个美的世界在你面前展开。

失明的我可以给那些看得见的人们一个提示——对那些能够充分利用天赋视觉的人们一个忠告；善用你的眼睛吧，犹如明天你将遭到失明的灾难。同样的方法也可以应用于其他感官。聆听乐曲的妙音，鸟儿的歌唱，管弦乐队的雄浑而铿锵有力的曲调吧，犹如明天你将遭到耳聋的厄运。抚摸每一件你想要抚摸的物品吧，犹如明天你的嗅觉将会衰退。嗅闻所有鲜花的芳香，品尝每一口佳肴吧，犹如明天你再不能嗅闻品尝。充分利用每一个感官，通过自然给予

你的几种接触手段，为世界向你显示的所有愉快而美好的细节而自豪吧！不过，在所有感官中，我相信，视觉是最令人赏心悦目的。

读了它，会让人迅速获取精神的愉悦和思想的启迪。正如王开林的文章"意志力有多牛"所述，海伦·凯勒乃是典范中的典范，她集盲、聋、哑于一身的多种残疾，却以百折不挠的意志，助她度过种种难关。这样很难复制的奇迹，不仅昂首迈进哈佛大学的殿堂，而且成为举世敬重的作家、慈善家，令人钦服。使人深信：身体的残疾并不可怕，浓厚的雾霾可以消除，幽深的隧道可以穿越，坚固的堡垒可以攻破。海伦·凯勒的事迹犹如午夜航灯，即明亮又温暖，其示范作用具备神效，永远催人奋进！

参考文献

1. 庞蕴凡.视觉与照明.北京:中国铁道出版社,1993

2. 王幼生,廖瑞端等.现代眼视光学.广州:广东科技出版社,2004

3. 吴淑英,韩林.噪声影响视觉健康.中国眼镜杂志,2006

4. 胡英奎等翻译.中间视觉模型回顾—从视亮度匹配到夜间驾车的视觉功效.灯与照明,2006,30(1):8

5. 吴淑英,韩丁.眼科医生关于"眩光"的评说 天津,第四届中国光文化照明论坛,2012,221~226

6. 黄海静.不同光色教室照明环境下的视觉功效研究.天津,四直辖市照明论坛论文集,2011.

7. 吴淑英,颜华,史秀茹.老年人视觉与照明光环境的关系.眼视光杂志,2004,6(1):51-56

8. 高超.北京市部分学校教室采光照明现状分析.北京:照明工程学报,2006

9. 吴淑英,林娜娜.简述近视与照明光环境.天津:天津照明,2015,12(4),31-33

10. GB/T20145-2006/CIE S009/E:2002《灯和灯系统的光生物安全性》

11. 张志远,LED 的光安全性和光生物效应.天津照明.2015

12. 陈长生.眼屈光学基础 北京:新时代出版社,1993

13. 孙葆忱,胡爱莲.临床低视力学.北京:人民卫生出版社,2013

14. 刘晓玲.视觉神经生理学.北京:人民卫生出版社,2004

15. 吴淑英,李筱荣.视力表标准、原理及应用.北京:人民卫生出版社,2015

16. 王勤美,缪天荣.标准对数视力表教学大纲.北京医科大学、北京儿童青少年卫生研究所,1990:1-3

17. 韩丁,薛超,吴淑英等.变距查视力的临床应用研究.中国眼视光学与视觉科学杂志,2010,12(6)465-467

18. 胡志诚.低视力保健.上海:上海科学技术出版社,2005

19. 徐广弟.眼科屈光学.北京:军事医学科学院出版社,2005

20. 吴淑英,李筱荣.儿童低视力保健学.天津:天津科技翻译出版公司,2007

21. 吴淑英,王思慧.1000 例儿童低视力的病因及康复调查报告.眼科,1999,25(5):301

22. 张悦歆,李庆忠.视觉康复指南.北京:国家图书馆出版社,2009

23. 高雅萍.眼屈光检查.北京:人民卫生出版社,2012

24. 宋慧琴.眼应用光学基础.北京:高等教育出版社,2005

25. 高祥璐.眼屈光检查基础.天津:天津科学技术出版社.2001

26. 孙葆忱.未加矫正的老视与视力损害.眼科 2011,Vol20.No2

27. 吴淑英、姚宝群.残疾儿童社区康复员培训教材.北京:中国残联/联合国儿童基金会合作项目资源中心编印,2002

28. 韩丁,吴淑英,李筱荣.不同程度视力残疾患者应用助视器的康复效果.眼科新进展,2012,32(7)676-678

29. 徐亮,陈浩,吴淑英.低视力学.十二五全国高校规划教材.北京:人民卫生出版社,2011

30. 吴淑英.眼科普查分类标准.天津:天津市眼科医院内部资料,1984

31. 徐广弟.青少年近视防治.北京:军事医学科学院出版社,2005

32. 梅满海.视光眼镜问题集.天津:天津科学技术出版社,2008

33. 吴淑英,李筱荣.天津低视力工作总结汇报(2000-2009).北京:第一届低视力康复论坛资料汇编,2009

34. 孙葆忱.低视力康复培训教材.北京:华夏出版社,1998

35. 吴淑英,颜华.低视力康复技术人员培训教材.北京:中残联康复部办公室,2004

36. 吴淑英.低视力康复中的照明、眩光和对比度.天津:全国照明学会第六次学术论文集,2000

37. 吴淑英,庄以庶.天津市"九五"期间低视力康复调查报告.眼视光杂志,2001

38. 吴淑英,王思慧.矫正屈光不正对低视力儿童康复的意义.眼视光杂志,2000

39. 齐备,眼镜验光员. 北京:中国劳动社会保障出版社,2008

40. 总编辑:程凯/第二次全国残疾人抽样调查办公室.第二次全国残疾人抽样调查资料(上、下). 北京.中国统计出版社,2007

41. 中残联.《视力残疾康复"十一五"实施方案》实施方法(征求意见稿). 北京,2006

42. 天津津卫医[2006]431 号文件. 转发卫生部中国残联 关于印发全国防盲治盲规划(2006-2010)通知,2006

43. 全国残疾人康复工作办公室. 关于印发《中国残疾人"人人享有康复服务"评价指示体系(2005~2015)》试行的通知,2005

44. 中国残联. 关于印发《全国残联系统康复人才培训规划(2005~2015)》通知,2005

45. James L.Davison,MD,FACS,蓝光对人工晶体眼有损伤作用,Ophtahlmology times.2002.9(5):22-23

46. Bailey IL. Refracting Low Vision Patients, Optom Monthly 1978a, 69:519~523

47. Ghaith AA,Daniel J,and et al. Contact sensitivity and glare disability after radial keratomy and photorefractive keratectomy ,Arch Ophthalmal 1998,1:12

48. Leat SJ, Woodhouse JM. Reading Performance with Low Vision Aids. Relationship with Contrast Sensitivity. Ophthal Physiol Opt 1993;13:9~16

索引

虹膜	iris	45
J		
伽利略望远镜	Galilean telescope	92
角膜	cornea	42
角膜病	keratonosus	134
角性放大	visual- angle magnification	113
睫状体	ciliary body	45
晶状体	lens	43
距离相对放大	relative -distance magnification	113
K		
开普勒望远镜	Keplerian telescope	91
康复视力	rehabilitation visual acuity	90
可见光谱	visible spectrum	3
L		
亮度/发光率	luminance	8
流明	lumen	7
M		
马凡综合征或晶状体不全脱位	Marfan's syndrome/subluxation of the lens	123
脉络膜	choroid	47
弥漫散射	diffuse scattering	11
米烛光	meter candle	9
P		
盘尾丝虫病	oncocerciasis	68
偏盲镜	mirrors	
Q		
前房	anterior chamber	43
青光眼	glaucoma	135
屈光不正	ammetropia	135
R		
日常生活视力	presenting visual acuity, PVA	60
瑞利散射	Rayleigh scattering	11
S		
散焦	defocus	12
沙眼	trochorma	67
视放射	optic radiation	50
视见函数	visibility function	8
视交叉	optic chiasm	50
视路	visual pathway	49
失能眩光	disabling glare	14
视皮质	visual cortex	50
视神经	optic nerve	49
视束	optic tract	50

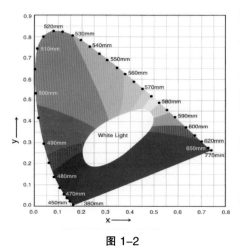

图 1-2

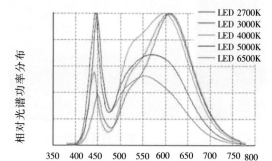

图 1-5

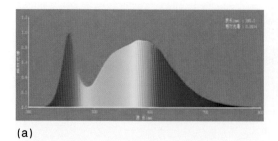

图 1-31

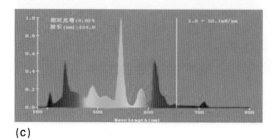

(a)

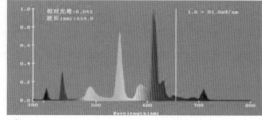

(b)

(c)

(d)

图 1-35

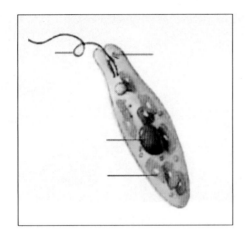

图 2-1

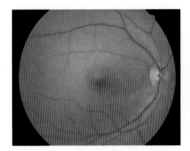

正常眼底

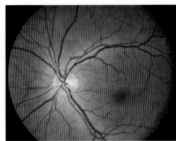

高血压眼底改变

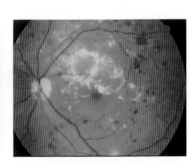

糖尿病视网膜病变

图 2-3

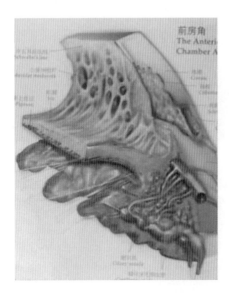

图 2-15

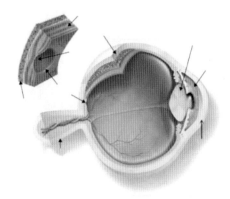 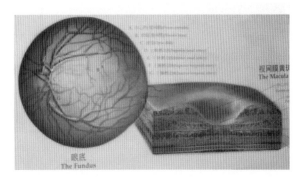

图 2-17

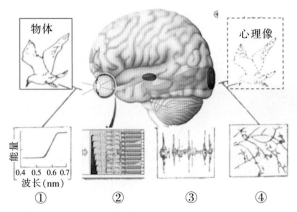

①自物体反射的光的光谱分布
②光刺激视网膜视细胞上
③神经脉冲由视神经向大脑传导
④大脑纹状区皮质区,到达视觉通路的最终突触

图 2-19

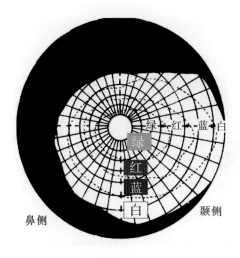

图 2-21

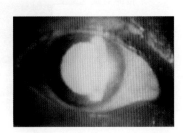

图 3-12

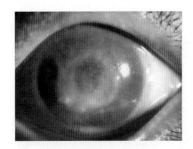

图 3-13

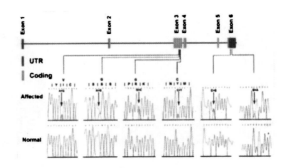

图 3-16

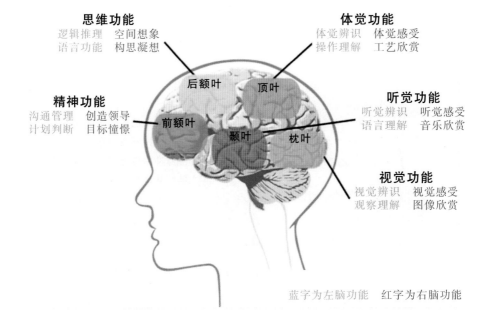

图 9-1

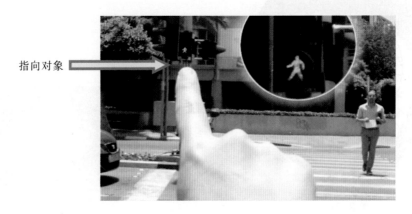

图 11-11